现代检验技术与临床应用

主编　王继锋　刘立翠　王玉婷　李　朋

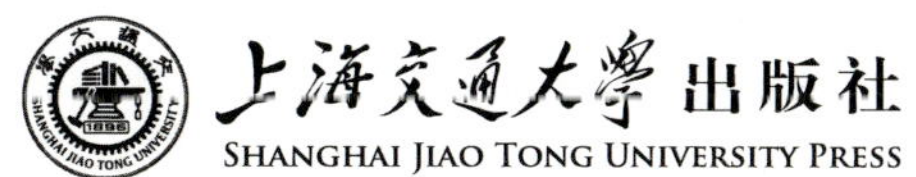

内容提要

本书以临床实用为原则，以疾病诊断为主线，在参考国内外大量检验医学相关书籍和文献的基础上，全面地介绍了临床常见神经系统疾病、泌尿系统疾病、内分泌及代谢疾病、血液系统疾病、风湿免疫性疾病、感染性疾病的常用检验技术及其临床应用。本书直观形象地反映了现代医学检验技术的最新进展，内容全面，条理清晰，结构合理，可供广大检验医学工作者、其他专业临床医师、相关科研人员、医学院校师生等学习和参考使用。

图书在版编目（CIP）数据

现代检验技术与临床应用 / 王继锋等主编. -- 上海 ：上海交通大学出版社，2024.9. -- ISBN 978-7-313-31797-1

Ⅰ. R446.1

中国国家版本馆CIP数据核字第2024KT9409号

现代检验技术与临床应用

XIANDAI JIANYAN JISHU YU LINCHUANG YINGYONG

主　　编：王继锋　刘立翠　王玉婷　李　朋

出版发行：上海交通大学出版社

地　　址：上海市番禺路951号

邮政编码：200030

电　　话：021-64071208

印　　制：广东虎彩云印刷有限公司

经　　销：全国新华书店

开　　本：710mm×1000mm　1/16

印　　张：12

字　　数：211千字

插　　页：2

版　　次：2024年9月第1版

印　　次：2024年9月第1次印刷

书　　号：ISBN 978-7-313-31797-1

定　　价：198.00元

编委会

主　编

王继锋　刘立翠　王玉婷　李　朋

副主编

丑　靖　李　凯　杨丙宙　王　菲

周玉强　赵晓东

编　委（按姓氏笔画排序）

王　菲（河南中医药大学第三附属医院）

王玉婷（山东省聊城市冠县万善乡卫生院）

王继锋（山东省临沂市胸科医院）

丑　靖（中南大学湘雅三医院）

朱海青（山东省单县海吉亚医院）

刘立翠（山东省聊城市妇幼保健院）

李　凯（山东省聊城市妇幼保健院）

李　朋（山东省汶上县人民医院）

杨丙宙（河北省胸科医院）

何家艳（山东省枣庄市立医院）

周玉强（山东省安丘市妇幼保健院）

赵晓东（中国人民解放军总医院第七医学中心）

前言

检验医学是运用现代物理及化学方法、手段进行医学诊断的一门学科，对于疾病的预防、诊断、病程监测、疗效观察和预后判断等方面都具有重要作用。随着现代医学技术的不断发展与完善，检验医学在临床医学中的作用和地位越来越重要，对检验人员技术的要求也在逐渐提高。在多数经典的检验技术与方法仍在广泛使用的同时，一些新技术、新设备、新方法也逐渐被引入临床实验室，增加了许多更准确的检验项目及方法。如何将其应用于临床诊疗当中，并将现有方法进行完善提高，同时促进现代检验技术朝着智能化、自动化、多元化的方向渐渐演进，是广大检验医学工作者目前的研究重点。

为了让临床医师能够更多地了解临床常见疾病的相关检验项目、检验技术、检测方法、临床应用价值，从而使临床医师更好地选择适当的检验技术，并理解检验所得各项指标分别代表的意义，在临床诊疗过程中迅速做出正确判断，制订合适的治疗方案，本书组织临床检验医学方面有丰富经验的医务工作者，编写了《现代检验技术与临床应用》一书。

本书以临床实用为原则，以疾病诊断为主线，在参考国内外大量检验医学相关书籍和文献的基础上，全面地介绍了临床常见神经系统疾病、泌尿系统疾病、内分泌及代谢疾病、血液系统疾病、风湿免疫性疾病、感染性疾病的常用检验技术及其临床应用。本书直观形象地反映了现代医学检验技术的最新进展，内容全面，条理清晰，结构合理，可供广大检验医学工作者、其他专业临床医师、相关科研人员、医学院校师生等学习和参考使用。

尽管在本书编写过程中，编者们做出了巨大的努力，对稿件进行了多次认真的修改，但由于编写经验不足、编写时间有限，加之检验医学发展日新月异，书中难免存在疏漏之处，恳请广大读者提出宝贵修改意见、建议，以期再版时予以修订、完善。

《现代检验技术与临床应用》编委会

2024 年 5 月

目录

第一章

临床神经系统疾病的检验应用

第一节　脑血管疾病

一、短暂性脑缺血发作

(一)疾病概述

1.定义

短暂性脑缺血发作(transient ischemic attack,TIA)是指由于脑或视网膜局灶性缺血所致的、不伴急性梗死的短暂性神经功能缺损发作。TIA 的临床症状一般多在 1～2 小时内恢复,不遗留神经功能缺损症状和体征,且影像学上没有急性脑梗死的证据。

2.病因和发病机制

TIA 是一种多病因的综合征,其病因和发病机制的学说众多,主要有以下几方面。

(1)微栓子:颈部和颅内大动脉粥样硬化狭窄处的附壁血栓、硬化斑块及其中的胆固醇、纤维素、血小板聚集物等游离脱落形成的微栓子是 TIA 最常见的病因。另外,心脏来源的栓子也是一个重要因素。栓子随血流流入颅内,使颅内相应动脉闭塞缺血而发生症状。之后如果微栓子解体或者移向远端,局部血流恢复,症状便消失。

(2)脑血流动力学改变和末梢低灌流学说:任何原因使血流动力学紊乱,引起局部脑血流量(regional cerebral blood flow,rCBF)下降,都可能发生 TIA。一般情况下只有血管狭窄到一定程度才能引起血流动力学改变。在脑动脉严重狭窄的情况下,当出现血压的波动或低血压时,可使原来靠侧支循环等机制维持的脑区发生一过性缺血。此外，心律不齐、房室传导阻滞、心肌损害等亦可使 rCBF 突然减少而发病。

(3)头部血流改变和逆流、血液黏度增高等血液成分改变导致无名动脉、锁骨下动脉狭窄或闭塞，进而引起的椎动脉-锁骨下动脉盗血也可引发 TIA。颈部动脉扭曲、过长、打结或椎动脉受颈椎骨质增生骨刺压迫，当转头时即可引起本病发作。各种可导致血氧、血糖、血脂、血红蛋白含量以及血液黏度等血液成分改变的病理状态，如严重贫血、红细胞增多症、白血病、血小板增多症、纤维蛋白原含量增高也与 TIA 的发病有关。脑血管痉挛也可引起 TIA。

3.临床表现

TIA 好发于中、老年人，50 岁以上多见，男性多于女性。患者多伴有高血压、糖尿病、心脏病、吸烟、动脉粥样硬化和代谢异常等脑血管病的危险因素。特征：①发病突然；②局灶性脑或视网膜功能障碍的症状；③持续时间短暂，一般为 10～15 分钟，多在 1 小时以内，最长不超过 24 小时；④恢复完全，不遗留神经功能缺损体征；⑤多有反复发作的病史。局灶性神经功能缺失症状刻板地出现，常按照一定的血管功能区域分布。

(1)颈动脉系统 TIA：通常持续时间比较短，发作频率较低。较椎-基底动脉系统 TIA 发作少见，偏侧肢体或者单肢的发作性轻瘫最常见，也可表现为偏瘫、偏身感觉障碍、失语、单眼视力障碍等。单眼一过性黑矇是颈内动脉分支眼动脉缺血的特征性症状。

(2)椎-基底动脉系统 TIA：较颈动脉系统 TIA 多见，持续时间长，发作频率较频繁，但进展为脑梗死的机会比较少。常见的神经系统症状为眩晕、眼震、步态不稳、视物模糊或变形、视野缺损、复视、构音障碍、吞咽困难、听力下降、延髓麻痹、交叉性瘫痪、轻偏瘫和双侧轻度瘫痪等。少数可有意识障碍或猝倒发作，表现为突然下肢失去张力而跌倒，一般没有意识障碍。椎-基底动脉缺血的患者可能有短暂的眩晕发作，但一般同时伴有其他神经系统症状或体征，单独出现的眩晕、头晕或恶心等症状极少是由 TIA 引起。椎-基底动脉系统 TIA 较少出现晕厥、头痛、二便失禁、嗜睡、记忆缺失或癫痫等症状。

TIA 临床表现具有突发性、反复性、短暂性和刻板性的特点，结合颈动脉系统 TIA 和椎-基底动脉系统 TIA 的特点、伴随的危险因素，比较容易诊断。须与其他急性脑血管病和短暂发作性神经疾病，如局灶性癫痫、梅尼埃病、偏头痛等相鉴别。

(二)检验诊断

1.常用项目

(1)血常规检查:检测方法多为自动血液细胞分析仪法,检测标本为 EDTA-K_2 抗凝全血或皮肤采外周血,参考范围如表 1-1 所示。患有红细胞增多症、白血病、血小板增多症等疾病的患者血液黏稠度增高,促进血栓形成或血流量下降,可导致 TIA,而镰状细胞也是 TIA 的触发因素。关于血常规检查,过去常用皮肤采血,缺点是结果重复性差,现在多采用静脉采血。皮肤采血应尽量避开有炎症、冻伤等皮肤损害部位;静脉采血止血带压迫时间宜短;血液标本低温(4 ℃)保存可使血小板计数结果减低。

表 1-1　血常规检测项目参考范围

测定项目	男性	女性
白细胞计数($\times 10^9$/L)	3.50～9.50	3.50～9.50
淋巴细胞百分率(%)	20.0～50.0	20.0～50.0
嗜酸性粒细胞百分率(%)	0.4～8.0	0.4～8.0
嗜碱性粒细胞百分率(%)	0～1.0	0～1.0
单核细胞百分率(%)	3.0～10.0	3.0～10.0
中性粒细胞百分率(%)	40.0～75.0	40.0～75.0
淋巴细胞计数($\times 10^9$/L)	1.1～3.2	1.1～3.2
嗜酸性粒细胞计数($\times 10^9$/L)	0.02～0.50	0.02～0.50
嗜碱性粒细胞计数($\times 10^9$/L)	0～0.06	0～0.06
单核细胞计数($\times 10^9$/L)	0.1～0.6	0.1～0.6
中性粒细胞计数($\times 10^9$/L)	1.8～6.3	1.8～6.3
红细胞计数($\times 10^{12}$/L)	4.30～5.80	3.80～5.10
血红蛋白(g/L)	130～175	115～150
血细胞比容(L/L)	0.40～0.50	0.35～0.45
红细胞平均体积(fl)	82～100	82～100
红细胞平均血红蛋白量(pg)	27.0～34.0	27.0～34.0
红细胞平均血红蛋白浓度(g/L)	316～354	316～354
红细胞体积分布宽度(%)	0～15.0	0～15.0
血小板计数($\times 10^9$/L)	125～350	125～350
血小板平均体积(fL)	8.9～11.5	8.9～11.5
血小板体积分布宽度(fL)	9.0～17.0	9.0～17.0

(2)红细胞沉降率:常用的检测方法包括魏氏法、动态红细胞沉降率分析仪法和红外分光光度计定量分析毛细管光学检测法。魏氏法和动态红细胞沉降率分析仪法的检测标本常用 109 mmol/L 的枸橼酸钠抗凝血(1∶9),红外分光光度计定量分析毛细管光学检测法的检测标本常用 EDTA-K_2抗凝血。男性红细胞沉降率的参考范围为 0～15 mm/h,女性为 0～20 mm/h(魏氏法)。血管炎、感染性心内膜炎、高血液黏度等引起的 TIA 患者红细胞沉降率加快,红细胞沉降率在一定程度上也可以反映病情。生理因素(如妊娠),采集、抗凝剂比例不当、温度等物理因素对红细胞沉降率测定均有影响。

(3)血糖:常用的检测方法为葡萄糖氧化酶-过氧化物酶法、己糖激酶法,检测标本为血浆、血清。空腹血糖的参考范围为 3.9～6.1 mmol/L;空腹血糖受损的参考范围为 6.1～7.0 mmol/L;糖尿病的诊断标准为空腹血糖≥7.0 mmol/L;糖尿病非酮症高渗综合征的随机血糖常＞33.3 mmol/L;随机血糖＜2.8 mmol/L 考虑低血糖症。糖尿病是缺血性脑血管病的危险因素之一,可引起颅内压增高,使脑脊液(cerebrospinal fluid,CSF)中的葡萄糖或血糖出现病理性增高。脑梗死伴糖尿病时,其梗死灶扩大,水肿加重,预后不佳。低血糖可使大脑皮质、基底节、下丘脑、自主神经中枢、中脑及延髓受抑制,患者出现深昏迷,血压下降,脑血管出现短暂性缺血。葡萄糖检测氧化还原法因其特异性差已被酶法取代;葡萄糖氧化酶法特异性较好,试剂也便宜;己糖激酶法特异性更好,是测定葡萄糖的参考方法。

(4)血脂测定:血清总胆固醇常用胆固醇氧化酶法;甘油三酯常用甘油磷酸氧化酶法;高密度脂蛋白胆固醇常用磷钨酸-镁沉淀法、直接测定法(匀相法);低密度脂蛋白胆固醇常用聚乙烯硫酸盐沉淀法、直接测定法(匀相法);血清载脂蛋白 AI 常用免疫透射比浊法。血清总胆固醇参考范围为≤5.20 mmol/L,边缘升高为 5.23～5.69 mmol/L,升高为≥5.72 mmol/L;甘油三酯参考范围为≤1.70 mmol/L,升高为＞1.70 mmol/L;高密度脂蛋白胆固醇参考范围为≥1.04 mmol/L,减低为＜0.91 mmol/L;低密度脂蛋白胆固醇参考范围为≤3.12 mmol/L,边缘升高为 3.15～3.61 mmol/L,升高为≥3.64 mmol/L;血清载脂蛋白 AI 参考范围为 6.67～8.89 mmol/L。TIA 患者颈动脉的动脉粥样硬化发生率明显高于一般人群。动脉粥样硬化造成血管管腔狭窄、闭塞,引起血流动力学性末梢低灌注,或者斑块在血流冲击下破溃,引起微栓子脱落、微栓塞形成,导致 TIA。TIA 患者动脉粥样硬化形成与血压、胆固醇、低密度脂蛋白、血清载脂蛋白 AI、纤维蛋白原水平增高有关。尽早进行超声检查发现动脉粥样硬化,针对高血脂等危险因素进行治疗,降低低密度脂蛋白胆固醇对防治 TIA 及脑梗死具有积极意义。血清总胆固醇测定的常规方法包括化学法和酶法。化学法特异性差，临床使用少，酶法测定特异性、精密度、灵敏度都很好且可手工操作，也适合自动分析。

(5)血浆凝血酶原时间及比值：检测方法为磁珠凝固法、透射比浊法，标本常用 109 mmol/L 枸橼酸钠溶液按 1∶9 抗凝全血离心血浆。由于试剂的国际敏感度指数不同，参考值也不同。血浆凝血酶原时间参考值为 11～13 秒，超过正常对照 3 秒以上为异常。凝血酶原比值的参考值为 0.95～1.05。

(6)纤维蛋白原：检测方法为凝血酶法、免疫法、比浊法，标本常用 109 mmol/L枸橼酸钠抗凝血(抗凝剂∶血＝1∶9)。成人参考范围为 2～4 g/L，新生儿为 1.25～3.00 g/L。纤维蛋白原在血栓形成过程中起重要作用，其含量增多可使血液处于高凝状态，易于形成血栓，导致动脉壁硬化斑块处附壁血栓不断形成和脱落，动脉中发生微栓塞而使 TIA 反复发作。

(7)*D*-二聚体：检测方法为胶乳凝集法、酶联免疫吸附试验法，标本多用血浆，参考范围为阴性。*D*-二聚体是交联纤维蛋白特异性最终降解产物，可作为体内高凝状态和纤溶功能亢进的分子标志物之一，其含量升高表明体内血栓形成和溶解均增强。TIA 患者急性期血浆*D*-二聚体含量明显升高，提示体内存在明显的凝血纤溶异常。

(8)血液流变学检查：检测方法为毛细管式黏度计法、圆筒式黏度计法、锥板式黏度计法，标本为肝素抗凝血。TIA 患者全血黏度、血浆黏度、血细胞比容、红细胞沉降率、红细胞聚集指数、红细胞沉降率方程 K 值均有升高，红细胞刚性指数无明显变化。

(9)C 反应蛋白：检测方法为免疫散射比浊、酶联免疫吸附试验法及胶乳凝集法等，标本为血清。C 反应蛋白的参考范围为 0～8 mg/L，不同的厂家试剂所测定参考值有所不同。C 反应蛋白水平的升高与脑组织受损有关，C 反应蛋白升高对 TIA 治疗及估计预后有指导意义。

2.特殊项目

(1)内皮素：内皮素是目前所知作用最强、持续最久的缩血管多肽。人体中内皮素有内皮素-1、内皮素-2、内皮素-3 这 3 种基因表达，其中内皮素-1 活性最强。血管内皮细胞损伤在动脉硬化和血栓形成中起重要作用，而内皮素是血管内皮细胞损伤和血栓形成的分子标志物。TIA 和脑梗死患者血内皮素-1 水平明显高于健康人，而脑梗死患者又明显高于 TIA 患者。脑血栓形成后，内皮素与其受体结合，激活电压敏感的 L 型钙离子通道，使细胞外钙离子内流；通过激活磷脂酶 C 水解磷脂肌醇，产生三磷酸肌醇，促使肌质内钙释放，最终导致细胞内钙离子超载，神经细胞损伤加重。内皮素还可刺激兴奋性氨基酸的释放，加速缺氧区神经元死亡，还能使微血管通透性增加，加重血栓区的脑水肿。放射免疫分析法测定内皮素具有敏感度较高、特异性较好、价廉等优点，但检测速度不快。

(2)溶血磷脂酸：检测方法为抽提比色法，标本用血浆，参考范围为(0.71±0.56)mmol/L。溶血磷脂酸主要来自血小板和卵巢，在正常人血浆中浓度很低。一旦发生凝血，血小板被凝血酶活化，产生大量溶血磷脂酸，导致血中溶血磷脂酸水平大幅度升高。因此溶血磷脂酸是脑血栓形成早期所产生和释放的代谢中间产物和分子标志物，是最早的信号分子，提示血小板处于活化状态，可作为缺血性脑血管病的预警因子。TIA、脑梗死患者溶血磷脂酸均明显升高，且 TIA 明显高于脑梗死患者。抽提比色法受抽提剂和被抽提标本的类型及容积多少的影响较大，应严格按试剂盒说明书的比例操作。

(3)血小板 CD62P：检测方法为流式细胞仪法，标本用血浆。①CD62P 属于选择素家族，主要存在于 α 颗粒膜上，为钙离子依赖蛋白，当血小板被活化后，CD62P 选择素在血小板膜表面表达并释放到血中，故测定血浆或血小板表面的 CD62P 选择素可判断血小板被活化的情况。其作为血小板活化的标志物，能够比较准确地反映血小板活化功能状态。②TIA 和脑梗死患者 CD62P 的表达明显高于健康人。③TIA 在发展成脑梗死前后的一段时间内，血小板的功能异常活跃，其活化数量明显增加。脑梗死形成除与血小板活化功能亢进、血栓形成有关外，还与血管内皮损伤程度、血管内径及血流动力学改变有关。④血浆内皮素-1、溶血磷脂酸及血小板 CD62P 分别是血管内皮细胞损伤、血小板活化状态的分子标志物，在微小血栓形成中具有极其重要的作用。⑤联合检测 TIA 患者血浆内皮素-1、溶血磷脂酸及血小板 CD62P 水平对预测 TIA 的发展趋向，判断血栓形成，早期进行干预治疗和防止发生不可逆转性脑缺血具有重要临床意义，也可用于健康人群普查和高危人群筛查。

(4)组织型纤溶酶原激活物(tissue-type plasminogen activator，t-PA)：检测方法为发色底物法，标本用血浆。TIA 患者急性期血浆 t-PA 活性明显降低。t-PA是一种丝氨酸蛋白酶，能将纤溶酶原转变为纤溶酶，后者分解纤维蛋白，阻止凝血过程的发展。t-PA 主要受组织型纤溶酶原激活物快速抑制物的快速、特异性抑制。血浆中 t-PA 和纤溶酶原激活物快速抑制物对纤溶活动有重大的影响，两者的平衡是保证机体内血液正常流动的重要条件。TIA 患者急性期纤溶酶原激活物快速抑制物活性明显升高，t-PA 活性明显降低，说明 TIA 患者急性期血浆纤溶系统活性下降，不能及时有效地溶解血管内附壁血栓，这可能是 TIA 反复发作的一个重要因素。

（5）神经元特异性烯醇化酶（neuron specific enolase，NSE）：检测方法为放射免疫法、电化学发光法，标本用血清、CSF。NSE 是一种神经系统特异性蛋白质，主要存在于神经元细胞质中，脑组织损伤后 NSE 从缺血损伤的神经元漏出，进入 CSF 和体循环。血清 NSE 的浓度在已发生影像学改变的脑出血、脑梗死等患者中会升高，在没有发生影像学改变的短暂性脑缺血患者也会升高，提示 NSE 是表明神经元损伤较敏感的标志物，同时也说明神经系统中神经元对缺血缺氧最敏感。

TIA 患者血清中 NSE 浓度不仅明显增高，而且与病变的严重程度明显相关，检测 TIA 患者血清 NSE 浓度，对判断病情严重程度及指导临床治疗有重要的意义。检测 CSF 和血液中的 NSE 水平可反映神经元损伤的程度。从临床角度来看，测定外周血中 NSE 浓度与测定 CSF 中 NSE 浓度相比具有操作简便、无并发症、可多次多时间段进行等优点。

（6）血小板活化因子（platelet activating factor，PAF）：检测方法为高效液相色谱法，标本用枸橼酸钠抗凝血。PAF 是目前所发现的最强的血小板聚集诱导剂，在 PAF 作用下，血小板活化而聚集、发挥黏附作用，促进血栓形成。PAF 是通过与细胞、组织中的受体结合而发挥效应的。除中性粒细胞、淋巴细胞、库普弗细胞、巨噬细胞外，脑、肺、肝、肾等组织中都存在 PAF 受体。通过 PAF 受体拮抗剂拮抗或阻断其与受体结合，对 TIA 的治疗有重要意义。

（7）血栓素 B_2（thromboxane B_2，TXB_2）：检测方法为酶联免疫吸附试验法，标本用 EDTA-K_2抗凝血。血栓素 A_2（thromboxane A_2，TXA_2）是很强的血小板聚集激活剂，导致血管收缩与血小板聚集，参与血栓形成。因此，测定 TXA_2能反映体内血小板活化水平，但 TXA_2在体内极不稳定，半衰期仅为 37 秒，迅速降解为无活性的 TXB_2，故通过检测稳定的代谢产物 TXB_2来推断 TXA_2的含量。TIA 发生、发展时，TXA_2含量异常增高。

（8）血栓前体蛋白：检测方法为酶联免疫吸附试验法，标本用枸橼酸钠抗凝血。血浆血栓前体蛋白含量测定作为血栓前状态和血栓诊断的重要意义已受到临床广泛关注。血栓前体蛋白表面有抗原决定簇，从而有别于纤维蛋白原及其降解产物，被认为是最新开始用于临床预测 TIA 脑血栓形成的检测项目。TIA 患者血栓前体蛋白明显升高（平均升高近 6 倍），随着发病时间的延长，血栓前体蛋白水平逐渐下降，但仍高于正常水平，经治疗后血栓前体蛋白水平很快下降，表明血栓停止形成。血栓前体蛋白的检测可用于 TIA 的早期诊断,也可用于监测 TIA 的发生、发展过程以及评价治疗效果。

综上所述,TIA 时首选血常规、血脂、血糖、血液流变学、血浆凝血酶原时间及比值、纤维蛋白原、*D*-二聚体检验项目,用以判断是否存在血液学异常。可联合检测血浆内皮素-1、溶血磷脂酸及血小板 CD62p 水平,对预测 TIA 的发展趋向、判断血栓形成、早期进行干预治疗和防止发生不可逆转性脑缺血具有重要临床意义,也可用于健康人群普查和高危人群筛查。判断患者神经元是否损伤,建议开血清 NSE 检验申请报告单,如发现血清 NSE 增高,则应视为患者处于脑梗死高危状态,因此 TIA 患者应常规在起病后 48 小时内进行血清 NSE 检测。血小板活化因子参与血管通透性增加、脑血管微循环障碍、血栓形成等一系列病理过程,但需特殊仪器,且仪器价格昂贵,临床上少用,主要用于科研。上述检验数据联合心电图、CT、MRI、彩超、脑电图分析是 TIA 确诊的常用方法。

二、脑梗死

(一)疾病概述

1.定义

脑梗死是指某一部分脑组织血液供应中断引起的脑组织变性、坏死,又称缺血性脑卒中。

2.病因和发病机制

(1)脑动脉狭窄或闭塞:动脉粥样硬化可造成颈内动脉或椎动脉狭窄,动脉硬化则多累及脑内小动脉。如侧支循环不良或多根血管发生足以影响脑血流量的狭窄时,局部或全脑血流量下降,当脑血流量下降到缺血阈值时,即会出现脑缺血的症状。

(2)脑动脉栓塞:动脉粥样硬化斑块的溃疡面上常附有血小板凝块、胆固醇碎片和附壁血栓,不稳定性斑块形成栓子随血流进入颈内动脉,堵塞远端动脉造成脑血栓。心源性栓子如先天性心脏病、风湿性心脏病、感染性心内膜炎、心脏手术、心房颤动等形成的栓子也可随血流进入脑内导致脑栓塞。空气、脂肪栓子进入血流也可造成脑栓塞。

(3)血流动力学、血液流变学因素:血液黏滞度增高、低血压等血流因素异常,尤其在有脑血管的严重狭窄或多条动脉的狭窄时,更易导致血栓形成。

3.临床表现

脑梗死的症状取决于脑组织受累的部位和范围。在某些情况下,患者可以没有任何症状，即无症状性脑梗死。约25%的患者病前有短暂性脑缺血发作病史。起病前多有头痛、头晕、眩晕、短暂性肢体麻木、无力等前驱症状。起病一般较缓慢，多在静息和睡眠中起病。常见症状有头痛、头昏、头晕、眩晕、恶心、呕吐、偏瘫、失语、意识障碍、二便失禁等。脑梗死发病后多数患者意识清醒，少数可有程度不同的意识障碍，大脑半球较大面积梗死可影响间脑和脑干的功能，起病后不久出现意识障碍，甚至脑疝、死亡。病变影响大脑皮质，在急性期可表现为出现癫痫发作，以病后1天内发生率最高，而以癫痫为首发的脑血管病则少见。多数患者症状经几小时甚至1～3天病情达到高峰。体格检查可见双眼向病灶侧凝视、中枢性面瘫及舌瘫、假性延髓性麻痹、肢体偏瘫或轻度偏瘫、偏身感觉减退以及共济失调等。

（二）检验诊断

1.常用项目

（1）CSF细胞计数：检测方法为显微镜计数法，标本用CSF。正常人CSF中白细胞计数极少，成人为$(0\sim5)\times10^6$/L，儿童为$(0\sim15)\times10^6$/L，主要是淋巴细胞，偶见内皮细胞。脑梗死急性期患者外周血白细胞计数增高主要是中性粒细胞计数增高，与病情严重程度成正比。脑梗死发病3～6小时中性粒细胞开始在梗死半球聚集，12～24小时达高峰，持续6～9天，因此，临床医师遇到急性期脑梗死患者CSF白细胞计数增高、中性粒细胞计数升高时，不能简单归之为微生物感染而滥用抗生素。

（2）血常规检查：脑梗死发生时，患者血液白细胞计数和中性粒细胞计数会很快升高，血小板计数一般会减少。自动血液分析仪法测定血细胞具有简单、快速、灵敏、特异、重复性高的特点。

（3）葡萄糖检查：高血糖会促进脑梗死，空腹血糖＞10 mmol/L可作为脑梗死进展的预测指标。血糖水平越高脑梗死预后越差，尤其是合并糖尿病的患者，预后更不良，因此早期控制血糖，对于其预后有重要影响，值得临床医师重视。

（4）血脂测定：目前认为血清总胆固醇、低密度脂蛋白胆固醇增高为脑梗死的危险因素之一；血清甘油三酯、总胆固醇水平异常是脑梗死发病及病情严重程度的一个独立危险因素。

（5）C反应蛋白：脑梗死各亚型患者血清C反应蛋白水平均有不同程度的增高，其中大动脉粥样硬化型和心源性栓塞型血清C反应蛋白水平最高。

（6）纤维蛋白原：脑梗死急性期纤维蛋白原含量或活性水平升高，凝血酶原时间、活化部分凝血活酶时间在正常范围内。

(7)D-二聚体:脑梗死患者血浆D-二聚体水平增高。

(8)抗凝血酶Ⅲ活性:测定方法有凝胶空斑法、凝固法、发色底物法,标本用109 mmol/L枸橼酸钠抗凝血血浆。脑梗死患者抗凝血酶Ⅲ活性降低。检测存在的问题:①血浆中过高的纤维蛋白原降解产物及肝素抗凝治疗等,会使抗凝血酶Ⅲ活性假性偏高;②严重脂浊、黄疸、溶血标本,会使抗凝血酶Ⅲ活性假性偏低;③标本应及时分离,血浆于−20 ℃以下低温保存待检,取出后应立即在37 ℃水浴复溶。

(9)血小板功能检测:①血小板聚集试验的检测方法有比浊法、循环血小板聚集体检测、体外自发性血小板聚集体检测,标本用枸橼酸钠抗凝血血浆。脑梗死患者血小板聚集功能增高。本试验是临床上常用的项目,在一般疾病的诊断中,以至少使用两种诱导剂为宜。②血小板黏附功能的检测方法为将离体新鲜全血同玻璃接触一定时间后,计数接触前、后的血中血小板计数,得出血小板黏附率,标本用109 mmol/L枸橼酸钠抗凝血。脑梗死患者血小板黏附功能增高。此检测易受人为因素的影响,如血小板计数的准确性等。

2.特殊项目

(1)内皮细胞损伤标志物。①内皮素:脑梗死患者血浆内皮素明显升高。内皮素可能由下丘脑合成,为神经肽物质对脑血管有收缩作用,并促进 TXA_2 的释放,两者有强烈的协同作用,可导致严重的脑循环紊乱。②血栓调节蛋白:又称凝血酶调节蛋白,是凝血酶的受体。它由血管内皮细胞合成,位于内皮细胞膜表面,并与凝血酶结合形成复合物,从而使蛋白C活化。血栓调节蛋白与蛋白C、蛋白S、活化蛋白C抑制物组成蛋白C系统,起抗凝作用。脑梗死患者血浆血栓调节蛋白明显增高。

(2)S100蛋白:检测方法为放射免疫法、酶联免疫吸附试验法,标本用EDTA-K_2抗凝血血浆。S100蛋白升高提示有严重缺血区胶质细胞损伤,当S100蛋白水平达到最高时,脑组织的形态已发生不可逆损伤。患者血浆中S100蛋白的浓度在发病当天即开始升高,第1~3天达高峰,尤以第3天最明显。梗死面积越大,S100蛋白浓度升高越明显,蛋白浓度恢复正常所需要的时间也越长。S100蛋白浓度在脑叶梗死中最高,在脑干梗死中最低。S100蛋白的常用测定方法中,放射免疫法有放射性污染,而酶联免疫吸附试验无放射性污染,并且灵敏度较高、操作简便、重复性好,因此更为常用。

(3)髓鞘碱性蛋白(myelin basic protein,MBP):检测方法为放射免疫法、酶联免疫吸附试验法,标本用EDTA-K_2抗凝血血浆。MBP是组成中枢神经系统髓鞘的主要蛋白质，约占髓鞘蛋白质总量的 30%，分为中枢型和周围型两种类型。中枢型存在于中枢神经系统，由少突胶质细胞合成和分泌，蛋白质含量最高；周围型由施万细胞合成和分泌，存在于周围神经髓鞘膜中，中枢型和周围型无交叉免疫反应。脑梗死面积越大，早期 MBP 浓度升高越明显，蛋白浓度恢复正常所需要的时间也越长。MBP 在脑叶梗死中的浓度最高，在内囊梗死中的浓度最低。脑梗死后 MBP 浓度升高的时间比 S100 稍晚(第 5～7 天)，从这一点来讲，它不是理想的标志物，但对于基层缺乏影像设备的医院，尤其是由于种种原因未能及时就诊的患者仍不失为一种较好的指标。

(4)血浆同型半胱氨酸(homocysteine，HCY)：检测方法为酶免疫化学发光法，标本用 EDTA-K_2抗凝血血浆，正常值≤15 μmol/L。高同型半胱氨酸血症是脑梗死的独立致病因素。叶酸、维生素 B_{12}和维生素 B_6是 HCY 代谢过程中重要的辅助因子，缺乏可导致高同型半胱氨酸血症。脑梗死患者血浆 HCY 水平与维生素 B_{12}和叶酸呈负相关，故采取补充叶酸、维生素 B_{12}和维生素 B_6可能有助于降低血 HCY 水平，达到治疗脑梗死及预防复发的目的。吸烟、高龄、高蛋氨酸饮食、药物(如甲氨蝶呤、苯妥英钠、卡马西平、左旋多巴等)和其他疾病(如肾功能不全、糖尿病、银屑病、白血病等)均可导致血浆总 HCY 的增高。

(5)NSE：脑梗死患者急性期血清 NSE 水平明显升高；脑卒中患者发病后不同时间血清 NSE 水平有明显动态变化，脑缺血后 24 小时内 NSE 明显升高，3～5 天达高峰，7～14 天逐渐下降；NSE 水平与脑梗死容积及脑出血量呈明显正相关。NSE 水平与脑损伤程度成正比，NSE 水平越高，脑卒中病情越重。通过动态检测 NSE 水平，有助于临床判断脑损伤严重程度，及时观察病情变化，指导临床有效的治疗。

(6)纤溶活化标志物。① t-PA 活性：检测方法为发色底物法，标本用 109 mmol/L枸橼酸钠抗凝血血浆，脑梗死患者血浆 t-PA 活性降低。②纤溶酶原激活物抑制物-1 活性：初次脑梗死及再次脑梗死的患者急性期血浆纤溶酶原激活物抑制物-1 活性均显著升高；初次梗死患者恢复期可回落至正常水平，而再梗死患者仍维持高活性水平，表明纤溶酶原激活物抑制物-1 对再梗死的发病起着一定的作用。

综上所述，脑梗死血栓形成期实验室检查极为重要，它可早期预报脑梗死情况，而已经出现脑梗死时，CT 等影像学检查则更直观。脑梗死时实验室检查的重点在于出凝血项目，而凝血项目应侧重于D-二聚体和纤维蛋白原。一般检查项目中除血小板黏附功能外，其他均可作为首开单申请检验。特殊检验项目

S100 蛋白、HCY 为首选检测项目。高度深静脉血栓形成或肺栓塞风险的患者，建议给予低剂量皮下肝素或低分子量肝素治疗，此时除凝血常规凝血酶原时间、国际标准化比值、活化部分凝血活酶时间、纤维蛋白原外，建议加测凝血酶时间及抗凝血酶Ⅲ活性，用以检测肝素用量。

三、脑出血

(一)疾病概述

1.定义

脑出血是指原发性非外伤性脑实质内出血，占全部脑卒中的 10%～30%。

2.病因和发病机制

高血压和动脉硬化是脑出血发病的主要病因。其他病因包括先天性脑动脉瘤、脑血管畸形、脑瘤、脑卒中、各种血液病(如再生障碍性贫血、白血病、血小板减少性紫癜及血友病等)导致的凝血功能障碍、感染性疾病、药物不良反应(如抗凝及溶栓治疗)等。

高血压性脑出血的发病机制可能与以下各种因素有关。①脑内小动脉的病变：主要为脑内小动脉分叉处或其附近中层退行性透明变性、平滑肌细胞萎缩甚至消失，这些中层变性与长期高血压有直接关系。由于高血压的机械作用产生血管内膜水肿以及血管痉挛使动脉壁发生内弹力板断裂、营养障碍、血管渗透性增高，血浆透过内膜，可有大量纤溶酶进入血管壁中致组织被溶解，即纤维素样坏死(内膜透明变性)。②微小动脉瘤：绝大多数微小动脉瘤位于大动脉的分支上，呈囊状或棱形，好发于大脑半球深部(如壳核、丘脑、尾状核)，其次为脑皮质及皮质下白质，中脑、脑桥及小脑皮质下白质中亦可见到。

当高血压和动脉硬化患者具备上述病理改变时，一旦在情绪激动、用力过度等诱因下，血压急剧升高超过其血管壁所能承受的压力时，血管就会破裂出血，形成脑内大小不同的出血灶。

3.临床表现

本病多见于高血压病史和 50～70 岁的中老年人，男性略多。多在情绪激动、用力劳动、饮酒后、活动中以及天气骤然转冷时发病，少数可在休息或睡眠中发生。寒冷季节多发。

(1)意识障碍：轻者表现为躁动不安、意识模糊不清，严重者可以在半小时内进入昏迷状态，眼球固定，面色潮红或苍白，鼾声大作，尿失禁或尿潴留等。

(2)头痛与呕吐：神志清或轻度意识障碍者可主诉头痛明显，以病灶侧为重；

意识蒙眬或浅昏迷者可见患者用未瘫痪手触摸病灶侧头部，亦可见向病灶侧强迫性头位。患者多伴喷射性呕吐或呃逆，呕吐物为胃内容物，呈咖啡色时说明有急性上消化道出血。

(3)呼吸、血压和体温：患者一般呼吸较快，病情危重者呼吸深而慢，病情恶化时转为快而不规则，或呈潮式呼吸、叹息样呼吸等。出血早期血压多突然升高，可达 26.7/16.0 kPa(200/120 mmHg)以上。血压高低不稳和逐渐下降是循环中枢功能衰竭的征象，预后极差。出血后即刻出现高热是下丘脑体温调节中枢受到出血损害的征象，若早期体温正常，而后体温逐渐升高并呈弛张型者，多属合并感染(以肺部为主)。始终低热者为出血后的吸收热，脑桥出血和脑室出血均可引起高热。

(4)去大脑强直与抽搐：如出血量大，破入脑室和影响脑干上部时，可出现阵发性去皮质性强直发作或去大脑性强直发作，少数患者可出现全身性或部分性痉挛性癫痫发作。

(5)脑膜刺激征：脑出血已破入脑室或蛛网膜下腔时出现脑膜刺激征。有颈项强直或强迫性头位而 Kernig 征阴性时，需要考虑颅内高压引起枕骨大孔疝可能。

(二)检验诊断

1.CSF 常规检查

(1)检查指征：疑诊小脑出血者不主张腰穿。但在不具备 CT 检查条件，且临床无明显颅内压增高表现者可进行，须注意脑疝风险。

(2)压力及外观：脑出血后颅内压力多数增高。由于血液从脑实质内破入脑室系统与蛛网膜下腔，在发病后 6 小时，80%CSF 呈均匀血性，但脑出血不一定均流入脑室与蛛网膜下腔，约 20%的局限性脑出血患者 CSF 外观也可正常，CSF 中无红细胞。脑出血后 24 小时，由于含氧血红蛋白还原为胆红素，故 CSF 开始变黄，通常在出血后 36～48 小时黄变达高峰。腰穿损伤所致的 CSF 并非均匀血性，起初血性较浓，逐渐变淡变清。其离心的上清液不含粉红色或黄色(无黄变征)，联苯胺试验阴性。

(3)细胞计数及分类：脑出血后最初几小时，CSF 白细胞计数与红细胞计数与正常血液比例相当，以红细胞计数与白细胞计数之比为 700∶1 的关系，估算出血带入 CSF 的白细胞计数。由于脑膜对血液刺激的炎症反应，出血后数小时白细胞计数相对升高，炎症反应早期可见多形核细胞及淋巴细胞，晚期则全为淋巴细胞。

(4)蛋白测定：脑内出血 CSF 蛋白通常升至 100 mg/L 以上，是由于红细胞溶解释放出大量血红蛋白与出血后渗出反应所致。

2.一期止血缺陷的诊断试验

此试验的检测目的是为了排除止血异常导致的脑出血。

(1)检测方法：自动血液细胞分析法、显微镜观察、束臂压迫法、计时法。

(2)标本：EDTA-K_2抗凝全血(自动血液细胞分析法)、人体手臂(束臂压迫法)、手指(计时法)。

(3)临床意义：如表 1-2、表 1-3 所示。

表 1-2　血小板数量异常检查方法及价值

类别	试验名称	异常所示主要缺陷
一般项目	(1)毛细血管脆性试验	血小板数量或质量
	(2)出血时间	血小板数量或质量
	(3)血块收缩试验	血小板数量或质量
血小板数量	(1)血小板计数	血小板数量
	(2)外周血巨核细胞	外周血巨核细胞数量
血小板形态及生成	(1)外周血血小板观察	血小板大小、形态
	(2)骨髓涂片	巨核细胞数量、形态
	(3)血小板平均体积	血小板大小及年龄、代谢状态
	(4)血小板相关抗体	血小板免疫性破坏情况

表 1-3　诊断血小板功能异常的试验价值

类别	试验名称	异常所示主要缺陷
黏附功能	(1)玻璃球黏附试验	血小板黏附功能
	(2)玻璃柱黏附试验	血小板黏附功能
聚集功能	(1)常用诱聚剂聚集试验	血小板聚集功能
	(2)某些特殊诱聚剂聚集试验	血小板聚集功能
	(3)自发聚集试验	血小板聚集功能

续表

类别	试验名称	异常所示主要缺陷
释放功能	(1)ATP释放试验	血小板ATP含量及释放能力
	(2)血小板5-HT含量	血小板5-HT含量及释放能力
	(3)血浆β-血小板球蛋白	β-血小板球蛋白含量及释放能力
	(4)血小板第4因子	血小板活化程度
	(5)血小板凝血酶敏感蛋白	血小板凝血酶敏感蛋白含量及释放能力
	(6)血小板α颗粒膜蛋白	血小板活化程度
凝血功能	血小板第3因子有效性	血小板凝血活性

3.二期止血缺陷的诊断试验

通过测定活化部分凝血活酶时间、凝血酶原时间和凝血因子，排除出凝血系统尤其是内源性凝血系统异常所致的脑出血。

(1)检测方法：自动血凝仪分析法。

(2)标本：109 mmol/L枸橼酸钠抗凝全血血浆。

(3)临床意义。①活化部分凝血活酶时间延长，凝血酶原时间正常：多数见于内源性凝血途径中一个或几个凝血因子缺乏，常见于血友病A(因子Ⅷ缺乏)、血友病B(因子Ⅸ缺乏)和因子Ⅺ缺乏等。②活化部分凝血活酶时间正常，凝血酶原时间延长：多数见于外源性凝血途径中的因子Ⅶ缺乏，常见于遗传性因子Ⅶ缺乏症。③活化部分凝血活酶时间延长，凝血酶原时间延长：多数见于共同凝血途径中一个或几个凝血因子缺乏，常见于遗传性或获得性因子Ⅰ、Ⅱ、Ⅴ、Ⅹ缺乏，以及肝病出血、循环抗凝物质和弥散性血管内凝血等。④活化部分凝血活酶时间正常，凝血酶原时间正常：应考虑因子Ⅷ的遗传性或获得性缺乏。⑤在利用影像学方法无法排除脑出血原因时，凝血项目的检查就极其重要，尤其是凝血因子的检查。

4.纤维蛋白原

脑出血患者纤维蛋白原含量减少。

5.纤溶酶原

(1)检测方法：发色底物法；免疫浊度法。

(2)标本：血浆。

(3)参考范围：纤溶酶原活性5%～140%；纤溶酶原抗原0.19～0.25 g/L。

(4)临床意义：脑出血患者纤溶酶原活性及纤溶酶原抗原含量增高。

6.基质金属蛋白酶

(1)检测方法:底物胶电泳酶谱法、酶联免疫法和高效液相色谱法。

(2)标本:血浆或血清。

(3)临床意义:基质金属蛋白酶是一类由卒中后促炎因子激活的基质降解酶。发病后 24 小时内,患者基质金属蛋白酶-9 水平与出血水肿有关,而 24～48 小时患者的基质金属蛋白酶-3 水平与出血死亡风险有关,两者均与出血血肿残腔容积相关。

7.α_2-纤溶酶抑制物抗原和活性

(1)检测方法:双抗夹心酶联免疫吸附试验法、发色底物法。

(2)标本:血浆。

(3)临床意义:纤溶活性亢进亦可导致脑出血。α_2-纤溶酶抑制物抗原的活性降低常见于原发性和继发性纤溶亢进,此时脑出血风险增加。

8.t-PA

原发性纤维蛋白溶解症时,t-PA 升高。弥散性血管内凝血引起的脑出血时,t-PA 抗原含量及活性均增高。

9.抗血栓治疗所致出血的检测项目

(1)检测方法:自动血液分析仪法、自动血凝分析仪法。

(2)标本:EDTA-K_2抗凝全血、枸橼酸钠抗凝血。

(3)临床意义:抗血栓治疗(如口服华法林、使用低分子肝素等),所致的脑出血,抗血小板治疗的检测、口服抗凝剂的检测、肝素治疗的检测具有重要意义。

10.S100 蛋白

急性出血性脑血管病患者血浆中 S100 蛋白在发病早期(1～3 天)的浓度均高于对照组,第 3 天达到高峰,而 15 天的浓度和对照组无明显差别,因此 S100 蛋白可作为中枢神经系统损伤后预后的生化标志物。酶联免疫吸附试验法测定 S100 蛋白的浓度,灵敏度较高、操作简便、重复性好,但试剂盒价格昂贵,常规应用受到限制。

11.神经肽

(1)检测方法:放射免疫法。

(2)标本:含 EDTA-K_2和抑肽酶的抗凝血血浆。

(3)临床意义:神经肽是生物体内的一类生物活性多肽,大多分布在神经组织,也可存在于其他组织,按其分布不同分别起递质或激素作用。①β-内啡肽:是由 31 个氨基酸组成的内源性阿片肽,广泛存在于中枢神经系统中,并具有多种生理作用和病理效应。近年来发现，β-内啡肽与中枢神经系统损伤有关的同时还参与了卒中后脑水肿的发生与发展，是加重继发性神经系统损伤的因素之一。②神经降压肽：由13个氨基酸组成的生物活性多肽，主要通过促进组胺和5-羟色胺的释放引起强烈的舒血管及降压作用。据动物实验研究表明，脑室注射神经降压肽可使血管平滑肌舒张，血压下降，同时可增加血管通透性，使血浆渗出，从而加重脑水肿，动态测定血浆神经降压肽水平有助于临床医师对脑出血病情、脑水肿程度、出血量大小及预后的判断。③神经肽Y：为36个氨基酸组成的多肽，属交感神经分泌的具有强烈收缩血管作用的多肽。脑出血时神经肽Y引起血管收缩，使血压进一步升高，可导致继续出血和血肿扩大，并加重周围组织缺血缺氧。

第二节　中枢神经系统脱髓鞘疾病

一、视神经脊髓炎

（一）疾病概述

1.定义

视神经脊髓炎（neuromyelitis optica，NMO）是一种临床具有复发或单相病程的，选择性和侵袭性损害视神经和脊髓的中枢神经系统脱髓鞘疾病。

2.病因和发病机制

多发性硬化可累及视神经和脊髓，与NMO有共同的临床表现，以往对NMO是一种独立的疾病单元还是多发性硬化的一个亚型存在争议，由于在临床特点、病理、CSF和影像学上NMO与多发性硬化均有差异，因此很多学者赞成将NMO从多发性硬化中分离出来。Lennon等在NMO患者的血清中发现了一种特异性抗体，称为NMO-IgG，其靶抗原是位于星形胶质细胞足突上的水通道蛋白4，在NMO的发病机制中起着重要的作用，由此认为NMO是一种不同于多发性硬化的以体液免疫为主的离子通道性自身免疫病。

研究发现，多种感染和系统性自身免疫病与NMO有关，包括多种病毒感染、结核病、甲状腺功能减退、红斑狼疮等疾病。NMO患者普遍存在着血清自身抗体，支持存在异常的体液免疫。另外，NMO患者对患病的易感性可能与组织相容性抗原型别有关。

NMO 病理改变不同于经典的多发性硬化，病损主要累及视神经、视交叉和脊髓(以上胸段及下颈段多见)；脊髓病变可累及多个节段，表现为肿胀、广泛的脱髓鞘，有时是坏死而不是脱髓鞘，最终可导致空洞的形成，对临床症状和体征的影响更为持久。病变多位于脊髓中央管周围，可累及灰质，活动性病灶有炎性细胞的浸润，主要是大量的巨噬细胞、血管周围嗜酸性粒细胞及中性粒细胞。近年的研究发现，除视神经和脊髓外，NMO 可出现脑部病灶，典型的部位为下丘脑、脑干、胼胝体及脑室周边。

3.临床表现

NMO 好发于亚洲、南美洲、非洲等非高加索人群，单时相 NMO 男女患病比率均等，复发型 NMO 女性患病明显高于男性，为(9～12)∶1；发病年龄平均为 30～40 岁。30%～50%的患者有病毒感染的前驱症状，急性起病患者可以在数小时或数天内出现脊髓或眼部症状，病情进展迅速。亚急性起病者症状在 1～2 个月内达高峰，少数患者呈慢性起病。NMO 病程进展较多发性硬化快，早期复发率高，但较少发展为继发进展型。

(1)视神经症状：视神经炎表现为视盘炎或球后视神经炎，单侧或双侧，伴或不伴有眼球疼痛，视力障碍者多起病较急，第一次发作中几乎有 40%的患者在疾病高峰完全失明，但也有一些病例仅有轻度的视力障碍。大多数患者视力会有改善，尤其是单时相者，而复发型视力障碍不断累积。

(2)脊髓症状：急性横贯性脊髓炎是指严重横贯性炎症性脊髓损伤，在数小时、数天内导致神经功能的恶化，出现感觉、运动及括约肌功能障碍，为 NMO 的典型表现，急性病灶常导致脊髓休克。小部分患者为不完全损伤，表现为半切综合征。可伴有 Lhermitte 征、突发性强直痉挛及根性疼痛性痉挛发作，复发型更为多见。

(3)脑部表现：脑部病变并非少见，病变累及延髓与颈髓交界处，出现顽固性呃逆、恶心、呕吐等表现，此为 NMO 相对特异性的表现，甚至在部分病例为唯一的首发症状；病变累及丘脑可出现嗜睡、困倦、低钠血症等表现。

(二)检验诊断

1.CSF 常规检查

(1)外观：清亮。

(2)细胞计数：NMO 患者 CSF 细胞数在两型患者均有增高，单相型患者全部伴发热和血白细胞计数升高，复发型患者不伴发热，仅极少数有白细胞计数升高，脊髓病变发作期约有半数患者的 CSF 中白细胞计数增高，一般不超过100×10^6/L。个别病例白细胞超过 300×10^6/L。单个核细胞计数＞50×10^6/L 的情况在经典多发性硬化中罕见。

(3)细胞分类：NMO 患者 CSF 中的白细胞以单个核细胞为主，主要为淋巴细胞和单核细胞，分叶核细胞较少，约 90％的单个核细胞是大淋巴细胞和小淋巴细胞，其余为单核细胞和变性细胞。

(4)生化检查：两型患者的 CSF 蛋白都呈轻、中度升高，CSF 球蛋白定性试验阴性或弱阳性，蛋白定量正常或轻度增加，多为 0.3～0.4 g/L，一般不超过 1 g/L，即出现细胞-蛋白分离现象。NMO 患者 CSF 葡萄糖和氯化物含量一般正常。

2.寡克隆区带

(1)检测方法：琼脂胶电泳、琼脂糖电泳、醋酸纤维素膜电泳、聚丙酰胺电泳、琼脂糖加等电聚焦方法。

(2)标本：CSF。

(3)临床意义：90％以上多发性硬化患者 CSF 存在寡克隆区带(oligoclonal band，OCB)，但 OCB 在 NMO 患者中的阳性率为 46％左右。OCB 阳性的急性单侧视神经炎的患者比 OCB 阴性的患者更有可能发展为多发性硬化。

3.抗胶质纤维酸性蛋白质抗体

(1)检测方法：放射免疫测定、酶联免疫吸附试验法。

(2)标本：血清、CSF。

(3)临床意义：抗胶质纤维酸性蛋白质(glial fibrillary acidic protein，GFAP)存在于星形胶质细胞中，当星形胶质细胞受损时，GFAP 会进入 CSF 中，刺激免疫系统产生相应抗体。NMO 患者 CSF 中 GFAP 抗体增高，而多发性硬化患者的 CSF 中此抗体增高不多与致残率相关。检测 GFAP 抗体可用来鉴别 NMO 和多发性硬化。但 GFAP 抗体不是 NMO 的特异性抗体，星形胶质细胞瘤患者的 CSF 中 GFAP 抗体增高也明显。

4.S100 蛋白

(1)检测方法：放射免疫测定、酶联免疫吸附试验法。

(2)标本：血清、CSF。

(3)临床意义：NMO 患者的 CSF 中能检测到 S100 蛋白，随着病情好转，S100 蛋白可逐步恢复至正常，其浓度改变对 NMO 的诊断和预后具有价值。

5.抗水通道蛋白4抗体

(1)检测方法:间接免疫荧光法、基于细胞测定法、放射免疫沉淀法,酶联免疫吸附试验法。

(2)标本:血清、CSF。

(3)临床意义:各项研究数据显示抗水通道蛋白4抗体阳性可以辅助NMO与多发性硬化鉴别,抗体滴度可以监测疾病活动情况、指导和评估治疗、评估和预测预后。但要确定抗水通道蛋白4抗体可以作为有效的生物标志物还需要大量的进一步临床研究。

二、急性播散性脑脊髓炎

(一)疾病概述

1.定义

急性播散性脑脊髓炎(acute disseminated encephalomyelitis,ADEM)是一种免疫介导的,广泛累及中枢神经系统白质的特发性炎性脱髓鞘疾病,临床出现弥漫性脑、脊髓和脑膜损害的神经症状。往往继发于感染、出疹(麻疹、水痘、天花、风疹)或疫苗接种(狂犬疫苗、脑炎疫苗等),故亦称为感染后、出疹后、疫苗接种后脑脊髓炎,但亦有部分ADEM在发病前无感染、出疹或疫苗接种,称为特发性ADEM。

2.病因和发病机制

本病常出现在病毒感染、出疹和预防接种后,但与病毒直接感染无关,病理改变亦与病毒感染的改变完全不同,CSF和脑组织中均未找到病毒或病毒颗粒。动物实验中应用脑组织匀浆与完全弗化佐剂混合后注射试验动物,可表现为静脉周围脱髓鞘性和炎症性损害,这种病理改变与麻疹后脑脊髓炎十分相似。Johnson等发现,麻疹后脑脊髓炎患者早期出现髓鞘破坏,CSF中出现MBP。同样,狂犬疫苗接种后及水痘、风疹等病毒感染后脑脊髓炎患者均有类似改变。因此,一般认为ADEM不管何种原因所致,均为免疫介导的一种脱髓鞘疾病。

病变的特点为静脉周围脱髓鞘伴炎性水肿和以淋巴细胞、巨噬细胞为主的炎性细胞浸润,病变严重时可出现出血。随着病变的进展,巨噬细胞增多而淋巴细胞减少,在病变后期,病变周围脑组织可见局灶性纤维化。本病的脱髓鞘进展迅速,轴突一般不受累。病变呈多发性,累及脑和脊髓各处,主要累及脑白质,但也可累及脑灰质,主要见于基底节、丘脑,甚至大脑皮质灰质。软脑膜中可有少量淋巴细胞、巨噬细胞浸润。

3.临床表现

ADEM 的临床分型存在争议，目前认为主要分为 3 型：单相型 ADEM、复发型和多相型播散性脑脊髓炎，以单相型 ADEM 最为多见。可发生于任何年龄，但以儿童和青壮年多见，男女患病比例基本接近。四季均可发病，但以冬春季节多见。一般在感染或疫苗接种后急性起病，中枢神经系统症状通常在几天内即达高峰，但也有部分患者发病和临床进展比较慢。病情通常在几天内开始好转，并于数周或数月内痊愈，个别病例几天内即痊愈。死亡率为 10%～30%，而痊愈率为 50%。麻疹后 ADEM 较接种后预后差。

(1)临床症状：常见症状包括发热、头痛及不适感。神经症状和体征与病变累及的部位有关，如病变累及大脑半球、小脑、脑干、脊髓、视神经，则会出现相应的多灶或局灶症状和体征，因此也有人将 ADEM 分为脑型、脑脊髓型和脊髓型。患者可表现为精神异常、意识障碍、癫痫发作、瘫痪、共济失调、感觉障碍及膀胱直肠功能障碍；累及脑神经出现脑神经麻痹，少数可影响脊神经；可出现脑膜刺激征。

(2)影像学表现：初发病时 CT 常阴性，发病后 5～14 天才有改变，表现为皮质下白质的多发性低密度灶。MRI 对发现病灶更为敏感，表现为多发性圆形、椭圆形或不规则形病灶，主要分布在大、小脑半球的白质，同时也可见于灰质，后者以基底节、丘脑、脑干多见。病灶多双侧不对称，边界欠清晰，范围较大，多数直径为 1.0 cm 或略小，部分可达 5.0 cm。脊髓受累常表现为急性横贯性炎症或脊髓中央受损，不同于多发性硬化病灶呈偏心分布。在 T_1WI 增强扫描时由于单相型 ADEM 多发病灶在同一时间出现，病灶的强化表现为一致性。

(二)检验诊断

1.血常规检查

(1)测定方法：自动血液分析仪法。

(2)标本：EDTA-K_2抗凝血。

(3)临床意义：ADEM 患者的外周血白细胞计数大多正常，但合并其他感染时白细胞计数可增高。

2.CSF 常规检查

(1)外观：清亮。

(2)压力：升高。

(3)细胞计数及分类：ADEM 患者 CSF 中白细胞计数可中度增高，坏死型患者白细胞计数增高明显，偶见红细胞。但也有约 1/3 的患者 CSF 中细胞数完全正常。而多发性硬化患者 CSF 中一般不出现红细胞，可借此加以鉴别。细胞分类主要为淋巴细胞及单核细胞，可含极少中性粒细胞。偶尔可见软脑膜和蛛网膜细胞、室管膜细胞、脉络膜细胞。

(4)生化检查：患者葡萄糖和氯化物含量一般正常，CSF 球蛋白定性试验阴性或弱阳性，蛋白定量轻度或中度增加，一般不超过 1 g/L。CSF 蛋白以清蛋白为主，少数为球蛋白。

3.寡克隆区带

(1)检测方法：琼脂胶电泳、琼脂糖电泳、醋酸纤维素膜电泳、聚丙酰胺电泳、琼脂糖加等电聚焦方法。

(2)标本：CSF、血清。

(3)临床意义：OCB 在 ADEM 的出现率较多发性硬化低，在 ADEM 患者 CSF 中的 OCB 会随着时间逐渐消失，但多发性硬化患者 OCB 一般在整个病程中都呈阳性。

4.髓鞘碱性蛋白

(1)检测方法：放射免疫测定、酶联免疫吸附试验法。

(2)标本：血清、CSF。

(3)参考范围：<4 μg/L。

(4)临床意义：ADEM 患者由于髓鞘损害，MBP 的含量可能增高，但不是所有的患者都增高。

5.IgG 指数

(1)标本：血清、CSF。

(2)参考范围：IgG 指数为 0.7。

(3)临床意义：ADEM 患者 IgG 指数常升高，但没有多发性硬化患者升高明显。

6.Tau 蛋白

(1)标本：CSF。

(2)检测方法：酶联免疫吸附试验法。

(3)临床意义：Tau 蛋白是一种微管相关蛋白，主要存在于神经细胞的轴突。它在维持细胞骨架和轴突运输方面起着重要的作用。有研究表明 ADEM 患者(儿童)Tau 蛋白一开始是正常的，在发病后的 3 天左右到第 2 次发病的时候会增长。CSFTau 蛋白被认为是一个有用的关于轴索损伤的生物标志物。

第三节　运动障碍疾病

一、帕金森病

(一)疾病概述

1.定义

帕金森病(Parkinson disease,PD)又名震颤麻痹,是一种以黑质变性为特征的好发于中老年人的神经系统疾病,临床特征是静止性震颤、肌强直、运动迟缓及姿势步态异常。

2.病因和发病机制

PD的病因和发病机制较为复杂,如环境毒素造成代谢障碍、氧化应激和自由基损害、兴奋性毒性作用、线粒体功能缺陷、神经系统老化、遗传因素、免疫学异常、干细胞不良反应、细胞凋亡及分子生物学异常等因素。帕金森综合征有明确的病因,如脑炎、头部外伤、脑血管硬化、药物毒性、化学试剂中毒等因素。

3.临床表现

(1)震颤:是相互拮抗的肌群发生节律的交替收缩所致,约70%的PD患者以震颤为首发症状,震颤最先从一侧上肢远端发生,然后逐渐发展到同侧的下肢,对侧上肢和下肢,一般上肢震颤的幅度要比下肢大。手指的节律性震颤可引起手部不自主地做旋前旋后动作,表现为搓丸样动作。早期患者可表现为静止震颤,肢体静止状态下才出现震颤,肢体运动时震颤可减轻或消失,情绪激动加重或夜间睡眠时震颤也可消失。晚期患者症状加重,肢体静止或运动时都发生震颤,情绪激动时震颤加重,夜间睡眠时震颤也不停止。严重者可累及头面部,出现头、下颌、口唇、舌以及咽喉部的震颤。

(2)肌强直:是锥体外系病变引起的肌张力增高,由于协同肌和拮抗肌的肌张力增高,关节在被动运动时,感觉在运动速度、幅度、方向有一定的阻力,类似有弯曲软铅管的感觉,可表现为铅管样强直。如患者同时伴有肢体震颤,在伸屈肢体时可有均匀阻力交替停顿,如齿轮在转动,表现为齿轮样强直。

(3)运动迟缓:主要表现为运动缓慢或运动减少,患者上肢不能做精细动作,书写困难,写字弯弯曲曲,字越写越小。由于运动缓慢,平时做日常活动(起床、穿衣、洗脸、刷牙等)都很困难。

(4)非运动症状:大多数患者有自主神经功能障碍,常出现多汗、皮脂溢出增多、唾液增多、体温增高、下肢水肿和食欲缺乏等。少数患者可以有排尿不畅,可以发生动眼危象,可因胃肠道蠕动功能障碍引起顽固性便秘。部分患者可表现为精神症状,如注意力减退、认知功能下降、记忆力减退、智力迟钝、人格改变、依赖性增加、无主张、不愿与他人交流,表现为抑郁症和痴呆的常见症状。

(二)检验诊断

1.常用项目

(1)高香草酸:多巴胺代谢的最终产物主要是高香草酸,还有二羟苯乙酸等,其中以高香草酸的含量最高。测定高香草酸可作为间接反映脑内多巴胺含量变化的指标。检测方法为高效液相色谱法,标本用 CSF、尿液,CSF 中高香草酸含量的参考标准为 54.9～275.0 nmol/L。PD 患者 CSF 常规及生化检查正常,CSF 中多巴胺的代谢产物高香草酸含量减低,尿液中高香草酸排泄也减低。经治疗后高香草酸含量可上升,高香草酸含量的变化可作为 PD 的辅助诊断及疗效观察依据。

(2)5-羟吲哚乙酸:检测方法为高效液相色谱法,标本用 CSF,参考范围为 57.2～260.0 nmol/L。除 CSF 中多巴胺的代谢产物高香草酸含量减低外,CSF 中 5-羟色胺的代谢产物 5-羟吲哚乙酸也减低。5-羟吲哚乙酸含量的变化可作为 PD 的辅助诊断及疗效观察依据,也可用来鉴别狂躁性精神病(增高)和癫痫、PD 及抑郁性精神病(降低)等。

(3)肿瘤坏死因子-α(tumor necrosis factor-α,TNF-α):检测方法为酶联免疫吸附试验法,标本用 CSF。有研究表明,PD 患者 CSF 中 TNF-α 量明显高于正常人,但 TNF-α 的升高是否由 PD 病变本身引起还不清楚,也有可能是 PD 患者在经药物治疗后引起的 TNF-α 升高。

2.特殊项目

(1)*Parkin* 基因突变:检测方法为限制性片段长度多态性分析、单链构象多态性分析、基因测序,标本用抗凝全血。目前已发现*Parkin* 基因的外显子缺失和点突变是导致 PD 的原因。20%～35%的常染色体隐性遗传 PD 患者与*Parkin* 基因突变有关,部分患者的发病年龄可以高至 59 岁。我国约 33%的50 岁前发病的 PD 患者*Parkin* 基因存在缺失突变,进一步证明该基因突变与早发型 PD 有密切关系。因此,检测患者的*Parkin* 基因突变可作为早发 PD 的基因诊断手段。单链构象多态性分析是目前常用的点突变初筛方法,适用于临床可疑患者。但单链构象多态性分析也存在一些缺点，如聚合酶链反应（polymerase chain reaction，PCR）产物片段不能太长，否则检出率明显下降。最直接、最准确的方法是DNA直接测序法，但该方法需DNA测序仪，测序存在一定的困难。

（2）*α-Syn* 基因突变：检测方法为限制性片段长度多态性分析、单链构象多态性分析、基因测序，标本用抗凝全血。多个研究单位对不同国家的人群PD患者的*α-Syn*基因进行分析，未发现任何突变，提示该基因突变可能只与极少数家族性PD有关。研究结果提示，家族性PD中，发生*α-Syn*基因突变是非常罕见的；*α-Syn*基因突变可能只与以发病年龄早、高外显率、常染色体显性遗传为特征的家族性PD有关。

（3）N-乙酰基转移酶2（N-acetyltransferase2，NAT2）基因多态性：检测方法为限制性片段长度多态性分析、单链构象多态性分析、基因测序、荧光定量PCR，标本用抗凝全血。NAT2是体内重要的Ⅱ相解毒酶，在各种内外源性神经毒素体内代谢解毒过程中起重要作用；如发生突变，则会降低对这些毒物的解毒功能。*NAT2*基因多态性与PD遗传易患性的研究各家报道不一，有报道NAT2慢乙酰化基因型与西班牙人早发PD相关。也有研究显示NAT2慢乙酰化基因型与家族性PD相关，与散发性PD无关。我国学者认为NAT2慢乙酰化基因型和*M1*等位基因与早发PD相关，有研究显示*NAT26A*等位基因在早发PD组频率明显升高，在晚发PD组频率差异无显著性，提示*NAT26A*等位基因可能参与了神经毒素的解毒且与发病年龄有关。

（4）*DJ-1*基因突变：检测方法为限制性片段长度多态性分析、单链构象多态性分析、基因测序、荧光定量PCR，标本用抗凝全血。*DJ-1*是PD较常见的致病基因，其在PD人群中的突变频率为1%左右。虽然在已知的PD致病基因中，*DJ-1*基因突变是仅次于*Parkin*基因突变的较常见遗传性病因，但总体来讲，*DJ-1*的突变频率还是相当低，在早发PD中仅占1%～2%或是更低，而且在某些种族中可能不存在*DJ-1*的突变。到目前为止，已发现*DJ-1*有10余种不同的突变，包括错义突变、截短突变、剪切位点突变和大片段缺失等。

（5）*LRRK2*基因突变：检测方法为限制性片段长度多态性分析、单链构象多态性分析、基因测序、荧光定量PCR，标本用抗凝全血。*LRRK2*基因突变与人口的分布是有很大关系的。

（6）*PINK1*基因突变：检测方法为限制性片段长度多态性分析、单链构象多态性分析、基因测序、荧光定量PCR，标本用抗凝全血。*PINK1*基因的突变谱涉及有义和错义突变、插入缺失，遍布整个基因和外显子中，在许多家族和单发性患者中都发生过此突变。

二、肝豆状核变性

(一)疾病概述

1.定义

肝豆状核变性(hepatolenticular degeneration,HLD)亦称 Wilson 病,是常染色体隐性遗传的铜代谢障碍的疾病。其主要特征是进行性肝硬化、以基底节损害为主的神经系统症状及角膜 Kayser-Fleischer 环(K-F 环)。

2.病因和发病机制

HLD 的基本病因是过多的铜溢入及沉积在各器官内而发病。摄入的铜在血中与清蛋白疏松的结合而形成游离铜,在正常人此游离铜仅占血中总铜量的2%~5%,进入肝内的大部分(95%~98%)铜则由清蛋白转入 α_2 球蛋白牢固地结合形成铜蓝蛋白。本病患者血清游离铜增多,铜蓝蛋白减少。游离铜易与清蛋白分解,沉积于组织内或经尿排出,组织中过量的铜可影响各种酶的活性,引起染色质分解和细胞坏死,大量铜也可直接损害组织器官,导致功能异常。

3.临床表现

(1)肝脏损害:常表现为食欲缺乏、恶心、皮肤黄染和肝区疼痛。

(2)神经系统损害:可表现为锥体外系异常,如写字、穿衣系扣,甚至吃饭出现吞咽困难和精细动作困难。

(3)肾脏损害:常表现为血尿、蛋白尿、肾小管酸中毒表现(多饮、多尿、乏力、生长发育落后、佝偻病等)。

(4)血液系统损害:可表现为溶血性贫血。

本病临床表现复杂多样,鉴别应从肝脏及神经系统两个主要方面的症状及体征考虑,须重点鉴别的疾病有急性肝炎、慢性肝炎、肝硬化、小舞蹈症、亨廷顿舞蹈症、扭转痉挛、PD 和精神病等。

(二)检验诊断

1.血常规检查

HLD 患者有肝硬化伴脾功能亢进时其血常规可出现血小板计数、白细胞计数和(或)红细胞计数减少。

2.血清铜蓝蛋白

(1)检测方法:速率散射免疫比浊法。

(2)标本:血清。

(3)参考范围:正常人为 200～400 mg/L;患儿通常低于 200 mg/L。

(4)临床意义:HLD 是一种铜代谢疾病,因遗传缺陷使铜蓝蛋白合成代谢能力降低,导致过量的铜沉积于组织中,特别是肝、肾、脑、角膜等处,血中铜蓝蛋白含量明显减少。血清铜蓝蛋白检查对 HLD 具有早期诊断意义。血清铜蓝蛋白含量在不同年龄、种族及生理情况均有很大的差异。目前认为铜蓝蛋白也是急性时相反应蛋白。

3.血清铜

(1)检测方法:双环己酮草酰二腙、杂环偶氮化合物比色法和原子吸收分光光度法。

(2)标本:血清。

(3)参考范围:成年男性 11～22 μmol/L;成年女性 13～24 μmol/L;儿童 5.0～10.0 μmol/L。

(4)临床意义:铜在体内除大部分构成血浆铜蓝蛋白外,尚有一部分铜参与构成酶的成分,如酪氨酸酶、单酚及多酚氧化酶、抗坏血酸酶以及一些细胞色素分子中都含有铜。酶分子中的铜以及铜蓝蛋白所含的铜都处于不断代谢状态。铜主要经胆汁从肠道排泄,占排出铜的 85%,尿中亦可排出少量铜,每天尿铜排出量为 0.15～0.35 mg。HLD 主要是铜代谢障碍引起的,HLD 患者铜蓝蛋白检查多数降低,血清铜亦降低,尿铜排出量增加。但少数病例血浆铜蓝蛋白及血清铜不降低。铜生化异常是确诊 HLD 的重要依据,但并非是确诊 HLD 的唯一生化指标。

4.尿铜

(1)检测方法:原子吸收分光光度法。

(2)标本:尿液。

(3)参考范围:尿液 9.8～37.6 μg/24 h;CSF 为 107.6～112.2 μg/L。

(4)临床意义:HLD 患者尿铜含量为 200～400 μg/24 h;尿铜测定主要用于 HLD 的诊断及其该病疗效的评价。该病患者血浆铜蓝蛋白缺乏,故铜与具有螯合剂作用的氨基酸结合,从尿中导致尿铜增加。青霉胺为铜的有效螯合剂,用青霉胺治疗有效时,尿铜的排出量可增加 20 倍。尿铜升高还见于尿中排出铜蓝蛋白的疾病,如肾病、肾盂肾炎和充血性心力衰竭等。24 小时尿铜排出增高有助于进一步确诊 HLD。CSF 中铜含量也升高,通常为 296.1～411.8 μg/L,和尿铜及血清铜含量综合分析有助于 HLD 的诊断。

5.肝功能检查

(1)检测方法:全自动生化分析仪根据不同检测项目的原理进行检测。

(2)标本:血清。

(3)临床意义:脑型HLD患者肝功能一般正常,而以肝损害为主要表现的患者肝功能可出现不同程度的异常,如丙氨酸氨基转移酶及谷氨酸氨基转移酶升高、血清总蛋白降低、γ球蛋白升高等。

6.肾功能检查

(1)检测方法:全自动生化分析仪根据不同检测项目的原理进行检测。

(2)标本:血清。

(3)临床意义:以肾脏损害为主的HLD患者尿素和肌酐可升高,而肝功能可正常,可借此与肝脏损害为主的患者相区别。

7.*ATP7B*基因突变检测

(1)检测方法:限制性片段长度多态性分析、单链构象多态性分析、DNA多态标记的染色体单倍体型分析法、基因测序。

(2)标本:抗凝全血。

(3)临床意义:不同人种和地域存在着不同的*ATP7B*基因突变热点,研究表明欧裔HLD患者*ATP7B*基因突变以位于14号外显子的His1069Gln和位于18号外显子的Gly1266Lys两种突变为主,14号外显子1069号密码子为欧洲HLD患者的高频率突变点。日本、韩国和我国的学者研究表明8号外显子778号密码子为亚洲HLD患者的高频率突变点。*ATP7B*基因突变形式多,以错义或无义突变为主,HLD患者多为复合杂合子突变,只有少数为纯合子突变,目前发现的*ATP7B*基因突变多为点突变。大量研究表明基因型和表型之间不存在明确的相关性,但对*ATP7B*基因突变进行基因诊断对临床可疑患者进行确诊、婚前杂合子检出、产前胎儿诊断都有决定性的意义。

综上所述,实验室检查对HLD的诊断非常重要,检验项目主要包括血清铜蓝蛋白、血清铜、尿铜、肝功能、肾功能及*ATP7B*基因突变检测等。HLD的早期诊断可选择血清铜蓝蛋白、血清铜及尿铜的检测。同时也可检测白细胞计数、红细胞计数、血小板计数等,以便估计是否合并肝硬化伴脾功能亢进。确诊可选择的检测项目为肝铜含量+血清铜+尿铜+CSF铜的检测。对可疑患者的确诊可选择*ATP7B*基因突变检测,对产前胎儿诊断应选择*ATP7B*基因突变检测,以肾脏损害为主的HLD患者应进行肾功能的检测,以肝损害为主要表现的HLD患者还应进行肝功能的检测。

第四节　周围神经疾病

一、多发性神经病

（一）疾病概述

1.定义

多发性神经病又称末梢神经病，以往也称为周围神经炎、末梢神经炎，是多种原因引起的多发性周围神经损害。临床以急性、亚急性、慢性或复发性起病，以四肢远端对称性的运动、感觉以及自主神经功能障碍为主要表现，任何年龄均可发生，性别发病率无差异。

2.病因和发病机制

(1)感染性。①周围神经的直接感染：如麻风、带状疱疹。②伴发或继发于各种急性和慢性感染：如流行性感冒、麻疹、水痘、腮腺炎、猩红热、传染性单核细胞增多症、钩端螺旋体病、疟疾、布氏杆菌病等。③细菌分泌的毒素对周围神经有特殊的亲和力：如白喉、破伤风、细菌性痢疾等。

(2)代谢及内分泌障碍：糖尿病、尿毒症、卟啉病、淀粉样变性、痛风、甲状腺功能减退、肢端肥大症、低血糖、肝病，以及各种原因引起的恶病质等。

(3)营养障碍：B族维生素缺乏是营养障碍的主要致病原因，常见于慢性酒精中毒、妊娠、营养不良、胃肠道的慢性疾病或手术后等所致的营养及吸收障碍。

(4)化学因素药物：①呋喃类药物、异烟肼、苯妥英钠、磺胺类、长春新碱、氯喹等。②重金属：铅、砷、汞、铊、铋、锰、铜、金、铂、锑、磷等。③化学品：二硫化碳、丙烯酰胺、一氧化碳、苯胺、二硝基苯、溴甲烷、三氯乙烯、五氯苯酚、氯醛、磷酸三甲酚酯、有机氯杀虫剂、有机磷农药等。

(5)感染后或变态反应：血清注射或疫苗接种后、急性炎性脱髓鞘性多发性神经病、注射神经节苷脂等。

(6)结缔组织疾病：如红斑狼疮、结节性多动脉炎、硬皮病、巨细胞性动脉炎、类风湿关节炎、结节病、干燥综合征等。

(7)遗传：腓骨肌萎缩症、遗传性共济失调性周围神经病、进行性肥大性多发性神经病、遗传性感觉性神经根神经病、遗传性淀粉样变性神经病、卟啉病、异染性脑白质营养不良、肾上腺脊髓神经病等。

(8)其他:淋巴瘤、肺癌、多发性骨髓瘤等引起的癌性远端轴突病、癌性感觉神经元病、亚急性感觉神经元病、POEMS综合征等。

3.临床表现

(1)感觉障碍:受累肢体远端感觉异常,如针刺、蚁走、烧灼感、触痛等。客观检查时可发现有手套-袜子样分布的深、浅感觉障碍,病变区皮肤可有触痛和(或)肌肉压痛。

(2)运动障碍:肢体远端对称性无力,轻重程度不等,可为轻瘫至全瘫。肌张力减低,腱反射减弱或消失。若病程较久则可出现肌萎缩,上肢以骨间肌、蚓状肌、大鱼际肌、小鱼际肌,下肢以胫前肌、腓骨肌为明显。

(3)自主神经障碍:肢体末端皮肤菲薄、干燥或脱屑、变冷、苍白或发绀、少汗或多汗、指(趾)甲粗糙、松脆,甚至溃烂。部分病例可出现窦性心动过速、心动过缓、竖毛障碍、高血压和直立性低血压等,膀胱传入神经病变时可出现无张力性膀胱,也可有性功能障碍、腹泻等。

上述症状通常同时出现,呈四肢远端对称性分布,由远端向近段扩展。不同病因的多发性神经病除有上述共性外尚各有差异。可单独选择性产生一种或两种障碍。

(二)检验诊断

1.常用检验

(1)血常规检查:神经炎症时,白细胞计数会增高;叶酸缺乏引起的巨幼细胞贫血所致的多发性神经病,红细胞平均体积升高;职业性铅中毒所致的多发性神经病,可出现嗜碱性点彩红细胞。

(2)CSF常规检查。①CSF细胞计数及分类:多发性神经病患者可以出现淋巴细胞增高。许多神经系统疾病都能引起血液和CSF细胞成分改变,尤其CSF细胞成分异常更为敏感,但往往缺乏特异性,故应对检验结果综合分析。②CSF蛋白测定:多发性神经病少数患者可见蛋白增高,通常在发病数天后上升,并可持续增高。大部分多发性骨髓瘤或单克隆丙种球蛋白病伴发的多发性神经病患者蛋白质增高。糖尿病多发性周围神经病变患者的CSF蛋白含量增加。③CSF蛋白电泳:单克隆丙种球蛋白病伴发的多发性神经病多数γ球蛋白增高。糖尿病多发性周围神经病变患者的CSF蛋白含量增加,球蛋白与蛋白比例增高显著。

(3)血清蛋白电泳:检测方法为醋酸纤维素薄膜、琼脂糖凝胶法、免疫电泳法、聚丙烯酰胺法和等电聚焦法，标本用血清。单克隆丙种球蛋白病伴发的多发性神经病多数 γ 球蛋白增高。异常的血清蛋白与免疫电泳结果有助于支持多发性骨髓瘤或单克隆 γ 球蛋白病引起的周围神经病变的诊断。

(4)红细胞沉降率：检测方法为魏氏法、动态红细胞沉降率分析仪法、红外分光光度计定量分析毛细管光学检测法，标本用 109 mmol/L 枸橼酸钠抗凝全血、EDTA-K_2抗凝全血。参考范围为男性 0～15 mm/h，女性 0～20 mm/h。高球蛋白血症、重金属中毒等情况所致的多发性神经病，红细胞沉降率可增高；红细胞沉降率是非特异性检验指标，受生理因素的影响，急性炎症、风湿和结核的活动期、红斑狼疮、多发性骨髓瘤、贫血和肿瘤等红细胞沉降率均会加快；红细胞沉降率检测影响因素较多，有生理因素如饮食、剧烈运动、妊娠等；有标本因素，如血液标本的采集和抗凝剂比例不当；检测时各种物理因素的影响等。

(5)血糖：糖尿病多发性周围神经病变是糖尿病患者的常见并发症，血糖检测可揭示糖尿病。检测前停用葡萄糖及影响血糖代谢的药物如维生素 C 和谷胱甘肽。血液离体后，葡萄糖仍可被血细胞中酶酵解而使血糖下降，因此，应尽快分离出血清或血浆。室温自然凝固的标本，血清葡萄糖浓度每小时下降 7%左右。血标本若以氟化钠-草酸钾抗凝，有抑制红细胞酵解葡萄糖及抗凝的双重作用，氟化钠用量为 1.5 mg/mL 血。

(6)尿素氮：检测方法为脲酶-谷氨酸脱氢酶偶联法，标本用血清或血浆，参考范围为 2.8～7.2 mmol/L。尿毒症性多发性神经病患者血中尿素含量增高，肾移植和透析疗法可使周围神经症状明显减轻；随年龄增加血清尿素有增高的趋势。

(7)肌酐：检测方法为肌氨酸氧化酶法，标本用血清或血浆，参考范围为男性 58～110 μmol/L，女性 46～92 μmol/L。肌酐摄入及生成量较稳定，故检测血清肌酐浓度较血清尿素浓度更能准确地反映肾小球的功能；血清肌酐在 4～6 ℃时可稳定 7 天，冷冻状态下可长期保存。明显溶血会使肌酐值增高。

(8)内生肌酐清除率：通过检测血和尿中肌酐含量来计算每分钟或 24 小时有多少毫升或升血浆中的肌酐通过肾脏被清除，此值称为内生肌酐清除值。该值与正常人的内生肌酐清除值相比较，求得的比率为内生肌酐清除率。后者目前临床上较少采用。主张以校正的内生肌酐清除值报告，标本用血清、尿液。

尿毒症性多发性神经病患者内生肌酐清除率降低，内生肌酐清除率在 51～75 mL/min 时为轻度损伤，31～51 mL/min 时为中度损伤，<30 mL/min 时为重度损伤。内生肌酐清除率也用于指导治疗：内生肌酐清除率<40 mL/min 时

应限制蛋白质摄入;低于 30 mL/min 时噻嗪类利尿剂治疗往往无效;一般以<10 mL/min作为进行人工肾透析治疗的指征。此法操作简便,但在肾功能受损严重时,血清肌酐浓度明显增高,肾小管分泌肌酐会增加,导致内生肌酐清除率值高于实际肾小球滤过率值。贮存时间长、高温及低尿 pH 等情况都可促进尿肌酸转化为肌酐,使内生肌酐清除率假性升高,因此应及时检测。标本采集注意事项:受试者禁食肉类 3 天,试验当天禁用茶、咖啡,饮用足量的水,使尿量不少于 1 mL/min,收集尿液的同时采集血样。留取 24 小时尿,并记录尿量、身高、体重。

(9)类风湿因子:检测方法为速率散射比浊法,标本用血清。类风湿因子有助于变态反应性神经炎、结缔组织病引起的神经病及单克隆丙种球蛋白血症等疾病的诊断;以速率散射比浊自动化检测患者血清中的类风湿因子,此法检测类风湿因子准确、快速,能定量分析,是目前各医院常用的检测方法,但仍只能检测 IgM 型类风湿因子。

(10)抗核抗体(antinuclear antibody,ANA):检测方法为间接免疫荧光法,标本用血清,参考范围为阴性。ANA 有助于变态反应性神经炎、结缔组织病引起的神经病及单克隆丙种球蛋白血症等疾病的诊断;间接免疫荧光试验是检测 ANA 的通用方法,其特点是特异性强、操作方便和结果可靠。ANA 的最终鉴别需要使用以纯化抗原为基质的方法,即进行抗 ENA 抗体谱的检测。

(11)抗链球菌溶血素 O(antistreptolysin O,ASO):检测方法为速率散射比浊法,标本用血清。ASO 的检测有助于变态反应性神经炎、结缔组织病引起的神经病及单克隆丙种球蛋白血症等疾病的诊断。

(12)纤维蛋白原降解产物:检测方法为酶联免疫吸附试验法,标本用 109 mmol/L枸橼酸钠抗凝血浆,参考范围为<5 mg/L。POMES 综合征引起的多发性神经病患者病情恶化时,血中纤维蛋白原降解产物增加;标本为血浆时,应稀释后进行检测。标本也可以采用尿液,尿液则不需稀释,可直接检测。每测一次标本均要重新制作标准曲线,且标准曲线的 r 值须>0.99。标本通常要在当天短时间内即进行检测,不能当天检测的标本取血浆置-20 ℃保存。

(13)第Ⅷ因子相关抗原:检测方法为火箭电泳法,标本要求为常规采血,枸橼酸钠溶液与血液比(1∶9)抗凝,取贫血小板血浆。POMES 综合征引起的多发性神经病患者病情恶化时,第Ⅷ因子活性和第Ⅷ因子相关抗原增高;当标本浊度过高时,应调整标本的稀释度。黄疸及轻度溶血对检测结果影响较小。

(14)甲状腺功能检查:检测方法为酶免疫化学发光法,标本用血清或血浆。

通过检测甲状腺功能以查明多发性神经病的病因；血清标本在室温下放置不超过 8 小时，2～8 ℃冷藏不超过 48 小时，否则应在－20 ℃以下低温保存，避免反复冻融。

2.特殊检验

(1)维生素 B_{12}：检测方法为酶免疫化学发光法，标本用血清。B 族维生素缺乏引起的多发性神经病往往为血清维生素 B_{12}降低。血清维生素 B_{12}降低对巨幼细胞贫血诊断有重要价值。

(2)维生素 B_{12}吸收试验：检测方法为放射免疫法，给受检者口服放射性核素^{57}Co标记的 0.5 μg 维生素 B_{12}，2 小时后肌内注射未标记的 1 mg 维生素 B_{12}，收集 24 小时尿检测^{57}Co排出量。标本选用 24 小时尿液，参考范围为＞7％。B 族维生素缺乏引起的多发性神经病往往为维生素 B_{12}吸收降低。一般巨幼细胞贫血＜7％，恶性贫血＜5％。

(3)血清内因子阻断抗体：检测方法为放射免疫法，标本用血清，正常人为阴性。B 族维生素缺乏引起的多发性神经病往往内因子阻断抗体阳性。

(4)叶酸：检测方法为酶免疫化学发光法，标本用血清、红细胞。叶酸降低有助于诊断由于叶酸缺乏引起的多发性神经病。红细胞与血清的叶酸浓度相差几十倍，体内组织叶酸缺乏但未发生巨幼细胞贫血时，红细胞叶酸检测对判断叶酸缺乏尤其有价值。

(5)点彩红细胞计数：检测方法为显微镜计数法，标本用全血，参考范围为＜0.03％。中毒性多发性神经病(重金属或有机物中毒)患者外周血中可见点彩红细胞计数增高。点彩红细胞计数增多表示骨髓增生旺盛或有紊乱现象，某些重金属或有机物中毒时可以大量出现。

(6)尿卟啉：检测方法为尿卟啉定性试验，标本用尿液，参考值为阴性。尿卟啉检测对铅中毒性多发性神经病的诊断有一定价值。卟啉是血红素生物合成的中间体，卟啉类化合物检测对研究血红素代谢障碍有重要意义，阳性主要见于卟啉病。

(7)铅：检测方法为阳极溶出伏安法、石墨炉原子吸收光谱法、等离子体质谱、火焰原子吸收光谱法、红细胞原卟啉法，标本用血清。铅毒性多发性周围神经病最早表现为神经传导速度减慢，受损神经主要是神经细胞膜的改变和脱髓鞘。石墨炉原子吸收光谱法是目前国际上公认的检测血铅的标准方法之一，但该方法对样品处理和工作环境的要求很苛刻。火焰原子吸收在操作上受外部因素影响较严重，尤其是人为因素的影响。红细胞原卟啉法也称为锌卟啉法，它并无足够的灵敏度和准确度检测低浓度的血铅含量，易引起假阴性的结果。采样或在采集和运输样品的过程中使用了被铅污染的器具，血铅浓度检测的结果是不准确的，往往会出现血铅检测结果假阳性。

(8)苯妥英钠浓度：检测方法为化学发光法，标本用血清，参考范围为 3.0～28.0 μg/mL。药物中毒亦可引起多发性神经病。血清苯妥英钠浓度测定除化学发光法测定外，还可采用紫外可见分光光度法和高效液相色谱法。紫外可见分光光度法灵敏度差，药物在 mg/L 水平时才可选用。高效液相色谱法准确性好，灵敏度高，影响因素小。苯妥英钠在血中达稳态时间具有剂量依赖性。剂量越大，血药浓度越高，达稳态所需时间越长。低浓度时半衰期约为 24 小时，经 7 天左右可达稳态，口服 7～10 天后测血药浓度为佳。标本应及时检测，4～10 ℃保存不超过 3 天。标本放置过久检测值会明显偏低。

二、急性炎性脱髓鞘性多发性神经病

(一)疾病概述

1.定义

急性炎性脱髓鞘性多发性神经病(acute inflammatory demyelinating polyneuropathy，AIDP)又名吉兰-巴雷综合征，是常见的周围神经系统自身免疫病，其特点为周围神经广泛的炎症性髓鞘脱失，是一种迅速发展的急性、进行性、炎性的累及多神经的软瘫性疾病。AIDP 在世界各地均有发生，无明显季节性，以青壮年和儿童为多见。

2.病因和发病机制

目前尚未完全明确，认为可能与以下几点有关。

(1)感染：约 60％患者发病前 8 周内有前驱感染史，如上呼吸道或胃肠道等感染，感染因子有细菌、病毒、肺炎支原体等。空肠弯曲杆菌最常见，约占 30％，乙型肝炎病毒感染被认为与 AIDP 的发病密切相关。感染诱发 AIDP 的机制可能是这些细菌或病毒等微生物与周围神经髓鞘成分具有共同抗原，通过交叉反应启动自身免疫攻击；神经组织受感染后发生变性，成为修饰的自身抗原启动自身免疫攻击。此外，疫苗接种、外科手术、妊娠、硬膜外麻醉及某些药物(如溶血栓制剂)等均可能成为本病的诱发因素。

(2)自身免疫：目前一致认为 AIDP 是机体对各种病因或促发因素产生变态反应，从而引起细胞免疫和体液免疫的紊乱。

(3)免疫学特征：AIDP 患者的淋巴细胞亚群失调明显，即抑制性 T 细胞减少，从而导致协助B细胞增殖的T细胞增加。而且急性期外周血T细胞的比例及绝对数均减少。血浆中有多克隆IgG和IgM增高，部分患者血清补体含量增高，并有免疫复合物存在，甚至还出现周围神经髓鞘抗体。若将AIDP患者血清注射到动物坐骨神经，则能引起注射部位的坐骨神经局部脱髓鞘。免疫荧光技术可以发现髓鞘上有IgG及补体的沉积。此外，AIDP患者CSF中IgG和IgA增高，并出现寡克隆IgG区带，表明AIDP患者鞘内也有异常免疫应答存在。

3.临床表现

任何年龄均可发病，但以儿童、中青年为多。男性稍高于女性。大多数患者在起病前数天至数周(多在1～4周)有上呼吸道感染、胃肠症状或轻度发热史，劳累、淋雨、着凉等可为诱发因素。临床特征为发展迅速的四肢对称性无力伴腱反射消失。

首发症状以主观感觉障碍最常见，发生于四肢远端，多见双下肢麻木、酸痛感、紧束感、烧灼及针刺感。有些最初可表现为肢体运动无力，走路易跌跤。发病后数天至数周发展到高峰。

运动障碍多由双下肢开始，后发展到双上肢。可由近端向远端发展或相反。瘫痪的程度轻重不一，轻者仅表现为足下垂，重者肢体、躯干及面部肌肉无力，全身腱反射消失。可累及呼吸肌，主要为肋间肌、腹壁肌、膈肌，导致周围性呼吸麻痹，偶为延髓的呼吸中枢受累引起中枢性呼吸衰竭。脑神经受累通常为舌咽神经、迷走神经及面神经，出现吞咽困难、声音嘶哑、进食呛咳及周围性面神经麻痹。

自主神经功能障碍较多见，表现为交感或副交感神经功能亢进或减退。常见的表现有相对心动过速、高血压或直立性低血压等。有时血压的突然变化或心律失常可导致猝死。括约肌功能通常不受影响。某些患者可有脑膜刺激征及神经根牵拉痛。

(二)检验诊断

1.CSF常规检查

(1)外观：微浊。

(2)细胞计数及分类：细胞数正常或略高(不超过25×10^6/L)。细胞分类以多核细胞为主。

(3)生化检查：AIDP患者CSF氯化物、葡萄糖定量通常检查无明显变化，但蛋白定量增高，常为100～300 mg/L。

(4)CSF蛋白电泳：前清蛋白比例增加见于AIDP和脑膜炎。

(5)临床意义:AIDP 患者常规检查可出现蛋白细胞分离现象典型特征,即蛋白含量增高(常为 100～300 mg/L),而细胞数正常或略高(不超过 25×10^6/L)。产生的原因是周围神经和神经根炎性肿胀后,蛋白渗出增多,CSF 吸收发生障碍所致。也有少数患者肢体瘫痪恢复后,CSF 蛋白含量仍偏高。但有些患者 CSF 蛋白含量始终正常。故 CSF 蛋白含量增高的幅度与病情并无平行关系。少数病例 CSF 细胞数可达$(20\sim30)\times10^6$/L,一般白细胞计数少于 10×10^6/L,1～2 周蛋白升高呈蛋白-细胞分离,如细胞超过 10×10^6/L,以多核为主,则需排除其他疾病。细胞学分类以淋巴、单核细胞为主,并可出现大量吞噬细胞。有些病例 CSF 蛋白和细胞数正常,某些病例细胞数和蛋白均增高,部分病例白细胞增高而蛋白却正常。故分析 CSF 化验结果时,要考虑腰椎穿刺的时间,同时要综合分析。不要把蛋白细胞分离现象作为本病诊断不可缺少的依据,早期未见异常并不能排除本病,蛋白多数是逐步增高,每例增降幅度及延续时间也不等。

2.血常规检查

血常规检查对 AIDP 的诊断并没有直接的意义,但白细胞计数增高,提示病情严重或有肺部并发症。

3.红细胞沉降率

红细胞沉降率对 AIDP 的诊断并没有直接的意义,但红细胞沉降率加快,提示病情严重或有肺部并发症。

4.免疫球蛋白(IgG、IgA、IgM)

(1)检测方法:速率散射比浊法。

(2)标本:CSF。

(3)参考范围:如表 1-4 所示。

表 1-4　CSF 免疫球蛋白的参考范围

年龄(岁)	IgG(mg/L)	IgA(mg/L)	IgM(mg/L)
15～20	35±20	0.7±0.4	0.20±0.09
21～40	42±14	0.7±0.3	0.16±0.03
41～60	42±10	1.0±0.3	0.17±0.04
61～87	58±16	1.1±0.6	0.17±0.05

(4)临床意义:①AIDP 患者可出现免疫球蛋白的升高,免疫球蛋白 IgG 合成率增高支持 AIDP 的诊断。一些无明确病因的神经系统疾病,建议做此项检查,以提示是否有神经系统免疫学介导的损伤。临床上一般以清蛋白商值反映

血-脑屏障的功能，以 IgG 指数反映中枢神经系统鞘内合成 IgG 能力。清蛋白商值＜9 时，表示血-脑屏障无明显损伤；9～14 为轻度损伤；14～33 为中度损伤；33～100 为重度损伤；＞100 为完全破裂。正常人 IgG 指数＜0.7，若＞0.7 则意味着鞘内合成 IgG 增高，多见于亚急性硬化性全脑炎、AIDP、多发性硬化、部分脑血管意外等疾病。②标本要新鲜，无细菌污染。如不立即检测，置 4 ℃冷藏不超过 1 周，－20 ℃冷冻保存，CSF 不可超过 2 个月，且不可反复冻融。③CSFIgG 含量测定：应测定血液和 CSF 中 IgG 及清蛋白值，并计算清蛋白商值和 IgG 指数，计算公式如下。

清蛋白商值＝(CSF 中 IgG 含量/血清中清蛋白含量)×1 000

IgG 指数＝(CSFIgG/血清 IgG)÷(CSF 中清蛋白含量/血清中清蛋白含量)

5.免疫球蛋白组分区带(寡克隆区带)

(1)检测方法：免疫电泳法。

(2)标本：CSF 和血。

(3)参考范围：正常人阴性。

(4)临床意义：① AIDP 可出现 γ 球蛋白区寡克隆带。寡克隆区带是指在 γ 球蛋白区带中出现的一个不连续的、一般在外周血不能见到的区带，是中枢神经系统出现异质性 IgG 的标志，对中枢神经系统异常免疫应答有重要的诊断价值，但阳性也可见于 AIDP、视神经炎中。②应同时检测患者的血清，这种血及 CSF 的对照有利于寡克隆区带的识别，因为寡克隆区带在血中不出现。

6.MBP

MBP 为神经组织的一种标志性蛋白，是判断中枢神经组织髓鞘及外周神经组织髓鞘的异常改变和修复的指标。MBP 抗体是针对 MBP 的特异性抗体。AIDP 急性期 MBP 抗体增高，而且增高的程度与疾病的严重程度相关，因此 MBP 抗体检测对 AIDP 的诊断及预后判断有重要价值。但应认识到任何原因导致的神经组织的脱髓鞘的病理改变，均可能使血液和(或)CSF 的 MBP 抗体增高，尤其是脑血管疾病的急性期和脱髓鞘类疾病的活动期。血清 MBP 抗体水平能够反映血-脑屏障破坏严重程度。

7.抗 P2 蛋白抗体测定

(1)检测方法：补体结合试验、酶联免疫吸附试验法。

(2)标本：CSF。

(3)参考范围：阴性。

(4)临床意义：①周围神经 70％由髓鞘素组成，按其分子量大小主要可分为

P0、P1 和 P2。P1 为周围和中枢神经系统所共有，P0 和 P2 为周围神经所特有。CSF 抗 P2 抗体增高程度与神经根损害程度相关，反映 AIDP 病情严重程度，对诊断 AIDP 及预后判断有一定的参考价值。②补体结合试验的试验条件要求低，容易普及，不需特殊仪器，应用面广，不同性状的抗原和抗体均可检测。但影响因素复杂，操作烦琐且要求严格，稍有疏忽便影响结果，目前应用越来越少。酶联免疫吸附试验法方法简单易操作，灵敏度高，是目前常用的方法。

8.血清抗空肠弯曲菌抗体

(1)检测方法：酶联免疫吸附试验法。

(2)标本：血清。

(3)参考范围：阴性。

(4)临床意义：几乎所有 AIDP 病例均有近期前驱病毒感染，如 EB 病毒、巨细胞病毒、单纯疱疹病毒、水痘-带状疱疹病毒、风疹等疱疹病毒，以及埃可病毒、麻疹病毒、腮腺炎病毒、流感病毒、呼吸道合胞病毒、肝炎病毒等感染。空肠弯曲菌属革兰阴性菌，是引起人类胃肠道感染最常见病原菌之一，与 AIDP 关系密切，是 AIDP 的重要前驱感染病原体。空肠弯曲菌前驱感染多引起急性运动轴索神经病。空肠弯曲菌感染后的 AIDP，通常在腹泻 1～3 周后发病，此时大便培养阳性率很低，常需血清学变化证实有无空肠弯曲菌感染。

9.TNF

(1)检测方法：放射免疫法、酶联免疫吸附试验法、间接免疫荧光法及免疫组化法、分子生物学法等。

(2)标本：血清、CSF。

(3)参考范围：正常情况下血清和 CSF 中几乎测不出 TNF 存在。

(4)临床意义：TNF-α 主要由成纤维细胞、单核-巨噬细胞、T 和 B 细胞产生；TNF-β 主要是由活化的淋巴细胞分泌的淋巴毒素。TNF 的主要生物学活性是对某些肿瘤细胞的细胞毒作用，亦称细胞溶解，细胞静止或抗增殖作用。血清和 CSF 中 TNF 浓度升高，均提示 AIDP 时有细胞和体液免疫参与。

10.干扰素

(1)检测方法：空斑减少法、病毒定量法、放射免疫测定法与细胞病变抑制法、酶联免疫吸附试验法、分子生物学法等。

(2)标本：血清。

(3)临床意义：干扰素(interferon，IFN)分两型，Ⅰ型 IFN 包括 IFN-α 和 IFN-β，IFN-α 主要由白细胞产生，IFN-β 主要由成纤维细胞产生；Ⅱ型 IFN，又称

IFN-γ或免疫干扰素，是由丝裂原刺激T细胞产生。IFN是一种高效的抗病毒生物活性物质，又是一种具有广泛免疫调节作用的淋巴因子。AIDP急性期患者血清IFN-γ水平显著升高，AIDP恢复期患者血清IFN-γ水平显著下降，AIDP急性期重型患者血清IFN-γ水平显著高于轻型患者，IFN-γ参与AIDP的病理机制且与其疾病的轻重相关。

第二章

临床泌尿系统疾病的检验应用

第一节 肾小球疾病

一、慢性肾小球肾炎

(一)疾病概述

1.定义

慢性肾小球肾炎指以蛋白尿、血尿、高血压、水肿为基本临床表现,由多种原因引起的原发于肾小球的一组疾病。其起病方式各有不同,病程长、病变进展慢、病理变化多样,可有不同程度的肾功能减退,最终将发展为慢性肾衰竭。在引起终末期慢性肾衰竭的各种病因中,慢性肾小球肾炎居首位。

2.病因和发病机制

大多数慢性肾小球肾炎的病因尚不清楚,由急性链球菌感染后肾炎迁延不愈、病史超过 1 年以上或痊愈后若干年又出现临床症状者,仅占 15%~20%。绝大多数慢性肾小球肾炎是其他原发性肾小球疾病直接迁延发展的结果。慢性肾小球肾炎的病因、发病机制和病理类型不尽相同,但起始因素多为免疫介导炎症。导致病程慢性化的机制除免疫因素外,高血压、大量蛋白尿、高脂血症等非免疫非炎症因素也占有重要作用。

3.临床表现

慢性肾小球肾炎可发生于任何年龄,其中以中青年为主,男性多见,男女之比为 2∶1。本病常经历一个漫长的过程,多数起病缓慢、隐匿,肾单位不停地被破坏,终于导致慢性肾衰竭。临床表现呈多样性,个体间差异较大,蛋白尿、血尿、高血压、水肿为基本表现,病情时轻时重,渐进性发展为慢性肾衰竭。早期患者症状无特殊，可有乏力、疲倦、腰部疼痛、食欲缺乏；水肿可有可无，一般不严重。有的患者可无明显临床症状。少数患者起病急、水肿明显，出现大量蛋白尿。有的患者除上述慢性肾小球肾炎的一般表现外，血压（特别是舒张压）持续性中度以上升高，严重者可有眼底出血、渗出、甚至视盘水肿。也有患者始终无明显症状，直至出现呕吐、出血等尿毒症表现方就诊。

（二）检验诊断

尿液检查异常（蛋白尿、血尿、管型尿等）对该病的诊断有较大价值。

1.尿常规检查

早期多为轻度尿异常，尿蛋白常在 1～3 g/d，尿沉渣镜检红细胞可增多，尿比重偏低，多在 1.020 以下，疾病晚期常固定在 1.010，尿中常有红细胞及管型（红细胞管型、颗粒管型、透明管型等）。急性发作有明显血尿或肉眼血尿。

2.肾功能检查

早期肾功能正常或轻度受损，这种情况可持续数年甚至数十年。随着疾病的进展，肾功能逐渐恶化，肾小球滤过率降低，血尿素氮及肌酐升高，尿液浓缩、稀释功能均减退，并出现相应临床症状而进入尿毒症期。

3.血常规检查

早期变化不明显，可有轻度贫血，贫血的程度与肾功能减退有密切关系，肾功能不全者可见正色素正细胞性贫血。随疾病进展，贫血逐步加重，可出现红细胞和血红蛋白成比例下降，红细胞沉降率加快，可出现低蛋白血症。

二、肾病综合征

（一）疾病概述

1.定义

肾病综合征是由多种病因引起的以大量蛋白尿、低蛋白血症、水肿、高脂血症为其临床特点的一组综合征。本综合征的最基本特征是大量蛋白尿，肾病综合征可分为原发性与继发性。

2.病因和发病机制

肾病综合征发生于任何年龄，但在儿童中较成年人更流行。年轻人中男性好发，但在年龄较大患者中性别分布较平均。蛋白尿发生被认为是由于两种机制的功能紊乱：分子屏障异常漏出大蛋白分子，而电荷屏障异常不能保留低分子量蛋白。能引起肾病综合征的病因很多，概括起来可分为原发性及继发性两大类。

(1)原发性或特发性:原发性肾病综合征为原发性肾小球疾病所致,需排除继发性方可诊断。常见的如微小病变性肾病、膜性肾病、局灶节段性肾小球硬化、系膜增生性肾小球肾炎、系膜毛细血管性肾小球肾炎等。

(2)继发性肾病综合征。①感染性疾病:a.细菌感染,如链球菌感染后肾炎、细菌性心内膜炎、反流性肾炎、梅毒、麻风、慢性肾盂肾炎伴反流性肾炎;b.病毒感染,如乙型肝炎、丙型肝炎、传染性单核细胞增多症、巨细胞病毒感染、疫苗后肾炎;c.寄生虫感染,如三日疟、弓形虫、血吸虫等感染。②中毒、过敏:有机或无机汞、有机金、铋、银,青霉胺,海洛因,丙磺舒,三甲双酮,蜂蜇,蛇毒,抗毒素或疫苗过敏。③系统性疾病:系统性红斑狼疮、干燥综合征、类风湿关节炎、系统性血管炎、多动脉炎、冷球蛋白血症等。④代谢性疾病:糖尿病肾病,肾淀粉样变、黏液性水肿等。⑤新生物:骨髓瘤性肾病、霍奇金淋巴瘤、慢性淋巴性白血病或实体肿瘤性肾病等。⑥先天性或遗传性疾病:奥尔波特综合征、法布里病、先天性肾病综合征、家族性肾病综合征、镰刀形细胞贫血症。⑦其他:妊娠毒血症、肾移植慢性排斥、原发性恶性肾硬化、肾动脉狭窄、慢性溃疡性结肠炎。

3.临床表现

肾病综合征早期征象是因蛋白而导致的泡沫尿。几乎均出现程度不同的水肿,水肿以面部、下肢、阴囊部最明显,呈可凹陷性,严重时可出现胸腔积液、腹水、心包积液、颈部皮下水肿及纵隔积液以致呼吸困难。因肺间质中压力较低,当左室充盈压稍上升即可引起肺水肿。此外,因胃肠道水肿,常有食欲下降、恶心、呕吐、腹胀等消化道功能紊乱症状。成人可为低血压,血压正常或高血压,取决于水钠潴留,血容量改变,血管紧张素Ⅱ产生的程度。因为低血容量和肾脏灌注减少可能发生尿量减少甚至急性肾衰竭。儿童患者可能发生直立性低血压甚至休克。

(二)检验诊断

尿蛋白超过 3.5 g/d,血浆清蛋白低于 30 g/L,血脂升高是诊断肾病综合征的要点,故实验室检查该几项显得尤为重要。

1.尿液检查

尿中除有大量蛋白(>3.5 g/d)外,可有透明管型或颗粒管型,有时也可有脂肪管型,尿沉渣镜检可见有不同程度的红细胞。尿蛋白电泳、选择性蛋白尿及尿中 C_3、纤维蛋白原降解物测定,早期肾功能正常或轻度受损时为选择性蛋白尿,尿 C_3 及纤维蛋白原降解物正常,肾功能受损严重时为非选择性蛋白尿,尿 C_3 及纤维蛋白原降解物含量往往超过正常。

2.肾功能检查

肾功能有不同程度的异常，早期肾功能正常或轻度受损，随着疾病的进展，肾功能逐渐恶化，肾小球滤过率、内生肌酐清除率降低，血尿素氮及肌酐升高。

3.血清总蛋白和清蛋白

(1)检测方法：临床上多用双缩脲法测定血清总蛋白，用溴甲酚绿法测定清蛋白。

(2)参考范围：成人总蛋白 65～85 g/L；清蛋白 40～55 g/L。

(3)临床意义：肾病综合征患者均有血清总蛋白浓度降低，主要是清蛋白浓度降低(＜30 g/L)。血清总蛋白及清蛋白浓度降低见于：①肝细胞损害影响总蛋白与清蛋白合成；②营养不良；③蛋白丢失过多，如肾病综合征(大量肾小球性蛋白尿)、蛋白丢失性肠病、严重烧伤、急性大失血等；④消耗增加；⑤血清水分增加。

血清总蛋白及清蛋白含量与性别无关，但和年龄相关，新生儿及婴幼儿稍低，60 岁以后约降低 2 g/L，血清中清蛋白占总蛋白量至少达 60%，球蛋白不超过 40%。另外，还有以下因素可影响测定结果：①激烈运动后数小时内血清总蛋白可增高 4～8 g/L；②卧位比直立位时总蛋白浓度低 3～5 g/L；③溶血标本中每存在 1 g/L 的血红蛋白可引起总蛋白测定值约增加 3%；④含脂类较多的乳糜标本影响检测准确性，需进行预处理，以消除测定干扰。

4.血清蛋白电泳

(1)检测方法：自动电泳分析仪。

(2)标本：血清。

(3)参考范围：清蛋白 62%～71%；α_1 球蛋白 3%～4%；α_2 球蛋白 6%～10%；β 球蛋白 7%～11%；γ 球蛋白 9%～18%。

(4)临床意义：肾病综合征时可见 α_2 球蛋白或 β 球蛋白含量明显增高，α_1、γ 球蛋白含量多数降低。

5.血脂系列

血脂系列包括甘油三酯、胆固醇、低密度脂蛋白胆固醇等。肾病综合征患者高胆固醇和(或)高甘油三酯血症、血清中低密度和极低密度脂蛋白浓度增加，常与低蛋白血症并存。

甘油三酯增高见于：①动脉粥样硬化性心脏病；②原发性高脂血症、动脉硬化症、肥胖症、阻塞性黄疸、糖尿病、脂肪肝、肾病综合征、妊娠、高脂饮食和酗酒等。

总胆固醇增高见于:①甲状腺功能减退、冠状动脉粥样硬化、高脂血症等;②糖尿病特别是并发糖尿病昏迷患者;③肾病综合征、微小病变性肾病、慢性肾小球肾炎肾病期等;④胆总管阻塞、长期高脂饮食、精神紧张或妊娠期。

6.血清补体 C3

(1)检测方法:速率散射比浊法。

(2)参考范围:0.83～1.77 g/L(不同检测方法参考范围有所不同)。

(3)临床意义:原发性肾病综合征是膜毛细血管性肾小球肾炎 50%～70%病例的血清 C3 持续降低,对提示本病有重要意义,应检测血清 C3。

7.血常规检查

多数患者早期血常规检查正常或有轻度贫血,随疾病进展贫血程度逐渐加重,红细胞及血红蛋白成比例下降,红细胞沉降率增快。

三、IgA 肾病

(一)疾病概述

1.定义

IgA 肾病指一组肾脏免疫病理以 IgA 或 IgA 为主免疫复合物沉积肾小球系膜区的原发性肾小球病。IgA 肾病是肾小球源性血尿最常见的病因,它也是我国最常见的原发性肾小球疾病。既往认为 IgA 肾病预后良好,现对于该病的认识有了深刻的变化,发现患者经过不同时期的进展,许多人可发生肾功能不全。在我国 IgA 肾病患者肾脏生存率 10 年为 85%,15 年为 55%,是引起终末期肾衰竭的重要原因之一。

2.病因和发病机制

IgA 肾病病因和发病机制还不完全明了。目前有关 IgA 肾病发病机制有以下理论。

(1)循环免疫复合物沉积:IgA 肾病与紫癜性肾炎患者均可见肾小球系膜颗粒状 IgA 和 C_3 沉积,且皮肤也有沉积,部分病例可测出循环免疫复合物,提示 IgA 肾病是由循环免疫复合物介导,通过补体旁路激活的肾病。IgA 肾病常在呼吸道或消化道感染后发病,故以往强调黏膜免疫与 IgA 肾病发病机制相关。

(2)IgA 结构异常:近年的研究发现 IgA 肾病患者血清中 IgA1 有 5 个丝氨酸残基的铰链区,且糖基化缺乏。这种结构异常的 IgA1 不易与肝细胞结合和被清除,导致血液循环浓度增高,并有自发聚合倾向形成多聚 IgA1,或与抗结构异常 IgA1 的自身抗体形成 IgA1 免疫复合物沉积在肾小球系膜区。

(3)沉积在肾小球系膜区多聚 IgA1 与系膜细胞直接的相互作用受到人们的广泛重视。多聚 IgA1 或 IgA1 免疫复合物与系膜细胞 IgA1 结合蛋白或受体有高度亲和力，两者结合后，诱导系膜细胞分泌炎症因子、活化补体，导致 IgA 肾病相应病变。

(4)IgA 的形成清除失衡：IgA 主要通过肝脏清除，黏膜感染使 IgA 产生增加或肝功能低下，均可导致机体内 IgA 增多。

(5)细胞免疫：细胞免疫在 IgA 肾病发病机制中也具有一定作用。在严重 IgA 肾病和新月体形成的 IgA 肾病，肾小球内可有较多淋巴细胞、单核-巨噬细胞浸润。IgA 特异性 T 辅助细胞增加和 T 抑制细胞减少，导致 B 细胞 IgA 分泌增加。

(6)遗传因素：本病有家族中高发倾向，在肾移植后复发，提示 IgA 肾病的发生与遗传因素有一定的关系。

3.临床表现

IgA 肾病临床表现多种多样，可包括原发性肾小球病的各种临床表现，但几乎所有患者均有血尿。

(1)发作性肉眼血尿：多数是在呼吸道感染、尿路感染、急性胃肠炎等感染后，偶于疫苗注射后或剧烈运动时出现。24～72 小时内发生(偶可更短)，出现突发性肉眼血尿，肉眼血尿可持续数小时到数天，通常少于 3 天，然后转为持续性镜下血尿。部分患者血尿可消失，但常发作，发作时重现肉眼血尿，可伴有轻微全身症状，如低热、肌肉酸痛、腰背痛、全身不适等。尿痛、尿频有时很显著，可有一过性血压及尿素氮升高。

(2)无症状性血尿和(或)蛋白尿：是儿童和青年人 IgA 肾病的主要临床表现。表现为无症状性尿异常，持续性或间发性镜下血尿，可伴或不伴轻度(＜1.0 g/d)蛋白尿，其中少数患者病程中可有间发性肉眼血尿，偶有管型。没有高血压、水肿和肾功能异常。多数是在健康检查时偶然发现。

(3)蛋白尿：IgA 肾病患者多数表现为轻度蛋白尿，24 小时尿蛋白定量＜1.0 g。部分患者表现为肾病综合征，出现大量蛋白尿和低蛋白血症，尿蛋白排出量＞3.5 g/24 h。也有部分患者有大量蛋白尿，但无低蛋白血症。

(4)急性肾炎综合征：10%～15%患者表现为血尿、蛋白尿、高血压、尿量减少、轻度水肿、氮质血症等急性肾炎综合征的表现，可为一过性的，治疗后这些症状可以改善。治疗反应及预后与病理改变程度有关。

(5)急进性肾炎综合征：不常见。肾功能在短时间内急骤恶化，表现为急性少尿型肾衰竭伴有持续性肉眼血尿、大量蛋白尿。主要见于 IgA 肾病伴有广泛新月体(>50%)形成的患者。可有水肿和轻、中度高血压。

(6)高血压:我国 IgA 肾病早期高血压并不常见(<5%),随着病程延长、患者年龄的增长高血压发生率增高,年龄超过 40 岁的 IgA 肾病患者高血压发生率可达 30%~40%,常合并有不同程度的肾功能损害。部分患者可呈恶性高血压,为继发性肾实质性恶性高血压的最常见病因之一。

(7)急性肾衰竭:10%IgA 肾病患者合并急性肾衰竭,其中多数患者伴肉眼血尿发作,常有严重腰痛。因严重血尿的血红蛋白对肾小管的毒性及阻塞肾小管,肾活检可显示急性肾小管坏死、广泛的红细胞管型和部分的小新月体形成,上述患者急性肾衰竭多数可逆。

(8)慢性肾功能不全:表现为严重的高血压、血尿、蛋白尿、贫血及血肌酐、尿素氮持续升高等。IgA 肾病患者 10 年内有 10%~20%发展为慢性肾衰竭,也可粗略估计从 IgA 肾病诊断确立后每年有 1%~2%患者发展为慢性肾衰竭。

(二)检验诊断

实验室检查可见轻、中度蛋白尿,血尿呈多形性、多样性或混合性。部分患者 IgA 增高,尤其是血清 IgA-纤维连接蛋白聚合物增高更有意义。可有内生肌酐清除率降低,血尿素氮和血肌酐升高。

1.尿液检查

尿液检查可表现为镜下血尿,尿沉渣红细胞增多,相差显微镜尿红细胞位相检查多为畸形红细胞,提示肾小球源性血尿,但有时可见混合性血尿。尿蛋白可阴性,约 60%的患者伴有少量蛋白尿(<1.0 g/d),有 10%~15%的患者出现肾病综合征范围的蛋白尿(>3.5 g/d)。

2.肾功能检查

IgA 肾病患者可有不同程度肾功能减退,内生肌酐清除率降低,血尿素氮、肌酐逐渐升高。肾小管功能在早期多正常。

3.血清 IgA 和血清 IgA-纤维连接蛋白聚合物

(1)检测方法:免疫比浊法、单向免疫扩散法。

(2)参考范围:690~3 820 mg/L(免疫比浊法),710~3 350 mg/L(单向免疫扩散法)。

(3)临床意义:多次查血清 IgA,水平升高者可达 30%~50%,以多聚 IgA 为主,约 50%患者皮肤活检毛细血管内有 IgA、C_3 和纤维蛋白原沉积。近年的研究显示 IgA 肾病患者一次性检测血清 IgA-纤维连接蛋白聚合物,升高者可达 60%左右,并有较好的特异性。

第二节　间质性肾炎

一、急性间质性肾炎

(一)疾病概述

1.定义

急性间质性肾炎(acute interstitial nephritis,AIN)是一组以肾间质炎症细胞浸润及肾小管退行性急性病变为主要表现的疾病。按病因可分为6类:急性细菌性肾盂肾炎、全身感染所致急性间质性肾炎、系统性疾病伴发急性间质性肾炎、药物过敏所致急性过敏性间质性肾炎、异体肾移植排斥反应引起的急性间质性肾炎以及急性特发性间质肾炎。大多数AIN有明确的病因,感染与药物是最常见的病因。去除病因、及时治疗后AIN基本可以痊愈或不同程度逆转。本节着重讨论药物过敏性急性间质性肾炎。

2.病因和发病机制

AIN的病因可分为药物介导、感染相关、恶性肿瘤浸润和特发性4类。其中最常见的病因是药物和感染。

(1)药物介导:药物是AIN的首位病因,约40%的AIN是由药物引起。引起AIN的药物种类繁多,具体如下。①抗微生物药:氨基糖苷类、氟喹诺酮类、头孢菌素类、某些抗病毒药及抗结核药等;②非甾体抗炎药:包括新型环氧合酶-2抑制剂等;③质子泵抑制剂及H_2受体拮抗剂;④某些常用的利尿剂;⑤降尿酸药;⑥某些降压药;⑦其他药物:止痛剂、抗惊厥药等。

(2)感染相关:导致感染相关性AIN的常见病原体包括各种细菌、病毒、寄生虫及其他肺炎支原体、螺旋体、衣原体、立克次体、白色念珠菌等。其中细菌是导致感染相关性AIN最常见的病原体。

(3)肿瘤浸润及某些系统性疾病:淋巴瘤、白血病、多发性骨髓瘤、肾移植急性排斥反应等;另外,某些自身免疫性疾病如系统性红斑狼疮、干燥综合征、结节病等也可并发AIN。

(4)特发性:部分AIN病因不清,被称为特发性AIN。其中,肾小管间质性肾炎-眼色素膜炎综合征同时累及肾脏及眼睛,临床及病理特征都研究得较为深入，是特发性 AIN 中的特殊类型。

3.临床表现

临床表现轻重不一。潜伏期 2～44 天，平均 15 天。

(1)全身过敏表现：常有短暂的发热、皮疹、关节酸痛与腰背痛，80%患者外周血嗜酸性粒细胞增多。有时还可见淋巴结肿大。但是由非甾体抗炎药引起者常无全身过敏表现。

(2)尿检异常：95%患者有血尿，约 1/3 为肉眼血尿，部分患者有无菌性白细胞尿，少数患者可见嗜酸性粒细胞尿及蛋白尿，多为轻度蛋白尿。但当非甾体抗炎药引起肾小球微小病变型肾病时却常见大量蛋白尿，并可由此引起肾病综合征。

(3)肾功能损害：常出现急性肾衰竭，伴或不伴少尿。肾小管功能损害十分常见，出现肾性糖尿、低比重及低渗透压尿等。

(二)检验诊断

1.血常规检查

急性间质性肾炎患者有全身过敏表现，常见药疹、药物热及外周血嗜酸性粒细胞增多。血液循环中白细胞计数常升高，血中嗜酸性粒细胞计数升高明显，升高者达 80%。嗜酸性粒细胞计数增多见于变态反应性疾病、寄生虫病、皮肤病、血液病、某些恶性肿瘤、某些传染病等。

2.尿常规检查

急性间质性肾炎患者常出现无菌性白细胞尿、血尿，低比重尿，常因肾小管功能损害出现肾性糖尿。

(1)检测方法：干化学检查、尿沉渣仪检查及尿沉渣镜检。

(2)标本：清晨随机尿。做尿常规检查、化学检查以清晨首次尿(即过夜尿)为好，可获较多信息，能反映肾浓缩功能(比重)，也可检测细胞及管型。新鲜尿液最好半小时内及时送检，搁置过久易致成分降解，影响尿沉渣检查结果。

(3)临床意义：多为轻至中度蛋白尿，偶有大量蛋白尿，约 95%的患者出现血尿，其中 1/3 有肉眼血尿，尿中白细胞计数增多，可出现白细胞管型，尿沉渣瑞氏染色可见约 30%的白细胞为嗜酸性粒细胞。出现低比重尿(<1.015)，低比重尿可见于急性肾小管坏死、急性肾衰竭少尿期及多尿期、慢性肾衰竭、肾小管间质疾病等，尿比重常固定在低值(1.010±0.003)。肾性糖尿是因肾小管对葡萄糖重吸收功能减退，肾阈值降低所致的糖尿，见于家族性糖尿病、慢性肾小球肾炎或肾病综合征伴肾小管受损时、妊娠时。

3.尿渗透压

(1)检测方法:冰点下降法。

(2)参考范围:600～1 000 mOsm/(kg・H_2O);24 小时最大变化 40～1 400 mOsm/(kg・H_2O)。

(3)临床意义:尿渗透压增高见于高热、脱水等所致肾前性少尿,葡萄糖尿等。尿渗透压降低可见于肾小管及间质的损伤如急、慢性肾衰竭等;尿崩症。测定尿渗透压时一般同时测定血浆渗透压正常人禁水 12 小时后,尿液渗透压与血浆渗透压之比>3。急性间质性肾炎患者常因肾小管功能损害出现低比重及低渗透压尿,尿渗透压<220 mOsm/(kg・H_2O)。

4.尿量

(1)标本:24 小时尿液。

(2)参考范围:正常人尿量为 1 000～2 000 mL/24 h,平均 1 500 mL。24 小时尿量少于 400 mL 或每小时尿量持续少于 17 mL 称少尿;24 小时尿量少于 100 mL称为无尿;多于 2 500 mL/24 h,称多尿。

(3)临床意义:急性间质性肾炎时,出现尿少,甚至出现急性肾功能不全。

5.内生肌酐清除率

急性间质性肾炎时,内生肌酐清除率下降。

6.血清肌酐

(1)检测方法:肌氨酸氧化酶法。

(2)参考范围:男性 53～106 μmol/L,女性 44～97 μmol/L。

(3)临床意义:急性间质性肾炎时,尿素氮和肌酐升高。

7.血清尿素氮

(1)检测方法:酶偶联速率法。

(2)参考范围:成人 3.2～7.1 mmol/L,婴儿、儿童 1.8～6.5 mmol/L。

(3)临床意义:急性间质性肾炎时,尿素氮和肌酐升高。

8.尿 N-乙酰-β-D-葡萄糖苷酶

(1)检测方法:酶法。

(2)标本:随机尿。

(3)参考范围:0～22 U/g 肌酐(不同检测方法参考范围有所不同)。

(4)临床意义:尿 N-乙酰-β-D-葡萄糖苷酶(N-acetyl-β-D-glucosidase,NAG)是一种大分子蛋白质,分子量为 130 000,正常肾小球不能滤过,尿中的 NAG 主要来源于近端肾小管上皮细胞中,在肾皮质含量最高,髓质次之。检测尿液中的

NAG 的含量，往往是发生各种活动性肾小管损伤最早变化的标志物，从而判断近端肾小管损伤程度；尿 NAG 升高主要反映肾小管损伤，见于缺血或中毒引起的肾小管坏死、间质性肾炎等；肾移植排斥；慢性肾小球肾炎、肾病综合征等；药物毒性、糖尿病、高血压等引起的肾小管损伤。急性间质性肾炎时，尿 NAG 含量升高。

9.尿 β_2-微球蛋白

(1)检查方法：放射免疫分析或免疫散射比浊。

(2)标本：留取清洁晨尿，立即送检。

(3)参考范围：0～0.3 mg/L(免疫散射比浊法)。

(4)临床意义：急性间质性肾炎时升高。尿液 β_2-微球蛋白(β_2-microglobulin，β_2-MG)升高是反映近端小管受损的非常灵敏和特异的指标，近端肾小管是 β_2-MG在体内代谢的唯一场所，故近端小管受损时尿 β_2-MG 浓度明显增加，说明肾小管重吸收障碍，称为肾小管性蛋白尿，以区别于以清蛋白为主的肾小球性蛋白尿。

β_2-MG 在肾病主要应用：①判断肾小管受损的程度。由于血液循环中的 β_2-MG从肾小球滤过后，几乎都被肾近曲小管摄取并降解。当肾小管功能受损时，β_2-MG 重吸收和降解减弱，清除下降，只要肾小管重吸收减少 0.01，尿 β_2-MG 排除量就增加 30 倍左右。故测定尿 β_2-MG 是判断肾小管病变敏感而特异的方法。尿 β_2-MG 水平是评价近端肾小管功能的敏感指标，并且能反映近端肾小管损伤的程度。②肾小管性蛋白尿的诊断和鉴别诊断。由于近曲肾小管是 β_2-MG 在体内代谢的唯一场所，一旦肾小管轻度受损，尿 β_2-MG 显著升高，称肾小管性蛋白尿，区别于以清蛋白为主的肾小球性蛋白尿。故借助尿中清蛋白与 β_2-MG 比值用于肾小球与肾小管性蛋白尿的鉴别。若尿中清蛋白与 β_2-MG 比值 >1 000高度提示原发性肾小球疾病，<40 则提示肾小管疾病。③用于肾脏病的病情观察和疗效估计。尿 β_2-MG 有助于判断肾小管和肾间质有无损害及病情轻重。因此 β_2-MG 可作为判断肾病病情进展及预后的有效指标。在肾病综合征活动期，血、尿 β_2-MG 明显高于缓解期及正常对照，提示肾小球和肾小管功能均受损，但肌酐和内生肌酐清除率异常者极少。在慢性肾盂肾炎，尿 β_2-MG 明显升高，治疗好转后则降至正常。④鉴别上、下泌尿道感染。上泌尿道感染患者尿液 β_2-MG 明显增多，而下泌尿道感染患者则正常。⑤判断肾移植后的排斥反应。在急性排斥期或出现排斥数天前 β_2-MG 明显增加。

10.α_1-微球蛋白

(1)检查方法：放射免疫分析或免疫散射比浊。

(2)标本：留取清洁晨尿，立即送检。

(3)参考范围：0～12.5 mg/L。

(4)临床意义：α_1-微球蛋白(α_1-microglobulin，α_1-MG)分子量 30 000，是一种含糖量约 20%的糖蛋白，在肝细胞和淋巴细胞合成，在酸性尿中稳定。随年龄增加尿 α_1-MG 浓度有增加趋势。成人男性高于女性，运动后尿中排除增加。肾小管重吸收功能损伤时 α_1-MG 即增加，主要用于糖尿病、药物或化学因子、感染等诱发的肾小管损伤诊断与监测。

11.血清 C 反应蛋白

急性间质性肾炎患者 C 反应蛋白升高。

12.血清 IgE 检查

(1)检测方法：化学发光免疫分析。

(2)参考范围：0～100 kU/L。

(3)临床意义：IgE 也叫反应素，是血清中含量最少的一类免疫球蛋白，占血清总量的 0.001%。IgE 主要从消化道、呼吸道黏膜中的浆细胞中产生，一些寄生虫感染和过敏性疾病的患者血中 IgE 可明显增高。药物性急性间质性肾炎患者血清 IgE 升高。

二、慢性间质性肾炎

(一)疾病概述

1.定义

慢性间质性肾炎(chronic interstitial nephritis，CIN)是一组以肾小管萎缩和肾间质纤维化为主要表现的慢性病变，早期以肾小管功能损害为主，后期表现为慢性进展性肾衰竭。引起本病的病因很多，我国以复杂性慢性肾盂肾炎常见，而药物、代谢性或免疫性疾病引起本病的发病特点与病因关系密切。

2.病因和发病机制

慢性间质性肾炎病因多种多样，89%的病例可以找到病因，11%病因未明。

(1)微生物感染：细菌、病毒、真菌感染所致慢性间质性肾炎。

(2)药物或理化因素：服用某些含马兜铃酸的中药(如木防己及马兜铃)后产生的马兜铃酸肾病，长期滥用镇痛药及使用某些肾毒性药物(庆大霉素、环孢素 A 等)，接触生物毒素，接触重金属或放射线照射所致。巴尔干肾病的发生现在也认为与当地居民食用含马兜铃酸植物有关。

(3)免疫性疾病：干燥综合征、系统性红斑狼疮、血管炎、结节病等可伴发慢性间质性肾炎。

(4)代谢性疾病：高尿酸血症、高草酸尿症、高钙血症或低血钾引起的慢性间质性肾炎。

(5)血液系统疾病：多发性骨髓瘤、肾轻链沉积症等可引起慢性间质性肾炎。

(6)特发性间质肾炎：病因不明，年龄分布无明显差异。

各种原因引起肾小管间质损伤的机制大致可分为以下几个方面，即微血管损伤、肾小管细胞损伤、肾小管细胞-炎症细胞相互作用、成纤维细胞表现型的变化。肾小管细胞-成纤维细胞相互作用，使肾小管萎缩、间质纤维化、间质浸润等。慢性肾小管损伤释放生长因子和细胞因子，致使细胞成分合成与降解失调，出现肾小管萎缩。生长因子和细胞因子使间质成纤维细胞增殖，细胞外基质沉积增加，形成间质纤维化。释放的生长因子和细胞因子具有化学吸引作用，使细胞浸润及浸润细胞增殖。肾小管萎缩、间质纤维化、间质浸润及管周毛细血管病变都可导致球后毛细血管腔闭塞，引起继发性肾小球毛细血管压力升高，肾功能进行性丧失。

3.临床表现

早期症状不明显，患者常首先呈现肾小管功能障碍：近端肾小管重吸收功能障碍导致肾性糖尿病，远端肾小管浓缩功能障碍导致夜尿增多，尿比重及渗透压减低，肾小管性蛋白尿；近端或远端肾小管酸化功能障碍导致肾小管性酸中毒。随后将出现肾小球功能损害，血肌酐逐渐增高，出现慢性肾衰竭症状，如厌食、恶心、呕吐、疲乏、体重减轻及贫血等，直至进入尿毒症期。尿常规检查一般仅轻度异常，常为轻度蛋白尿，少量红、白细胞及管型。后期常伴有高血压(发生率约50%)，但不如慢性肾小球肾炎伴发高血压(发生率>80%)常见，原发性间质性肾炎患者高血压的严重程度也低于肾小球肾炎患者。

(二)检验诊断

1.血常规检查

血常规检查白细胞多正常，往往有不同程度的贫血。

2.尿常规检查

尿常规检查常有微量蛋白尿，少数患者呈肾病综合征范围的蛋白尿，尿比重降低，尿沉渣显微镜检查可见红细胞和白细胞计数增多。

3.24 小时尿蛋白定量

(1)检测方法:磺基水杨酸法。

(2)标本:24 小时尿液。

(3)参考范围:≤150 mg/24 h。

(4)临床意义:尿蛋白定量一般<1.5 g/24 h。

4.尿渗透压

慢性间质性肾炎时患者尿渗透压下降。

5.尿液酸化功能测定

肾小管尿液酸化功能障碍导致肾小管性酸中毒。

(1)检测方法:化学滴定法。

(2)标本:随机尿。

(3)参考范围:尿<30 mmol/L,可滴定酸>10 mmol/L,>20 mmol/L。

(4)临床意义:尿液酸化功能异常可见于慢性肾盂肾炎、慢性间质性肾炎、高血压、糖尿病、慢性肾衰竭等小管间质损害。

6.内生肌酐清除率

慢性间质性肾炎时,内生肌酐清除率下降。

7.血清肌酐和尿素氮

慢性间质性肾炎时,尿素氮和肌酐升高。

8.NAG

检测尿液中的 NAG 的含量,从而判断近端肾小管损伤程度;尿 NAG 升高主要反映肾小管损伤,见于缺血或中毒引起的肾小管坏死、间质性肾炎等;肾移植排斥;慢性肾小球肾炎、肾病综合征等。急性间质性肾炎时,尿 NAG 含量升高。

9.尿 β_2-MG

详见“一、急性间质性肾炎”部分。

10.尿溶菌酶

(1)检测方法:比浊法。

(2)标本:随机尿。

(3)参考范围:0~2 mg/L(不同检测方法参考范围有所不同)。

(4)临床意义:溶菌酶是一种小分子量的碱性蛋白水解酶,具有溶解某些细菌的作用,可自由通过肾小球,90%以上由肾小管细胞重吸收并降解,尿中较少或无。溶菌酶增多时提示肾小管疾病,如重金属(汞、镉)、抗生素中毒所致的肾小管坏死、急性肾小管坏死、先天性肾小管发育不全、范科尼综合征、慢性萎缩性肾小管病变。尿路感染时溶菌酶升高，但治愈后即正常，是尿路感染的早期诊断指标。尿溶菌酶升高提示肾小管病变，持续不降提示肾小管功能恢复较差；急性单核细胞白血病时也会升高。

11.尿酚红排泄试验

(1)检测方法：此项试验需要在患者血管内注射一种对人体无害又易通过肾脏排出的指示剂，这种指示剂叫酚红。它经静脉注射到人体后，绝大部分会经肾小管分泌，排出体外。当肾小管出现病变时，酚红指示剂的排出量会减少。

(2)标本：试验前患者要适量饮水，在注射酚红前 30 分钟排尿一次。注射后 15、30、60、120 分钟，分四段留取尿液，标明时间，送检。

(3)参考范围：静脉注射后 15 分钟排出量＞25％；2 小时总排出量 55％～80％。

(4)临床意义：该试验主要用于检测肾小管功能。15 分钟＜25％，2 小时总排出量正常也视为异常。如 15 分钟＜12％，2 小时＜55％则提示肾小管分泌功能减低。慢性肾小球肾炎、肾盂肾炎、肾小动脉硬化症、肾淤血时，总排出量也会降低。尿毒症时排出量可能接近 0。另外，阻塞性肝病、甲状腺功能亢进和早期高血压会偶见酚红排泄量增加。

12.尿液浓缩稀释试验

(1)检测方法：被检者照常进食，进食时饮水 500 mL，以后不再饮水，晨起 8 时排尿弃去，10 时至 20 时起每隔 2 小时分别留尿于清洁瓶内，并标记时间，再将 20 时至第二天 8 时之尿留于一个瓶内。

(2)参考范围：24 小时尿量 1 000～2 000 mL；12 小时夜尿＜750 mL；正常人夜间尿液不超过全日尿量的 1/3；夜间尿液的相对密度明显高于日间尿液，可以达 1.020 或更高；日间尿液的相对密度随饮食中含水量而变动，范围为 1.005～1.020，其差异不＜0.008。

(3)临床意义：肾浓缩功能减退时，夜尿量＞750 mL；尿液最高相对密度＜1.018。急性肾小球肾炎尿量减少，尿比重增加。慢性肾小球肾炎尿量增多，尿比重降低。急性肾盂肾炎时浓缩和稀释试验结果变化不大。慢性肾盂肾炎尿量增多，尿比重降低，晚期可发生尿比重低而固定。高血压病肾功能失代偿期可出现多尿、夜尿增多及尿比重降低。慢性间质性肾炎时，尿液浓缩稀释试验异常提示肾小管功能损害。

第三节　肾　衰　竭

一、急性肾衰竭

(一)疾病概述

1.定义

急性肾衰竭是各种原因引起的肾脏功能在短时间内突然下降而出现的氮质废物滞留和尿量减少的综合征。主要表现为少尿或无尿,氮质废物升高,水、电解质和酸碱平衡紊乱及全身各系统并发症。

2.病因和发病机制

急性肾衰竭有广义和狭义之分,广义急性肾衰竭可分为肾前性、肾性和肾后性三类。狭义急性肾衰竭是指急性肾小管坏死。

急性肾衰竭的病因和发病机制非常复杂,目前尚不完全清楚,缺血性、中毒性因素可分别和共同引起急性肾小管坏死,一般认为主要与以下因素有关。

(1)肾血流动力学改变:在肾缺血,内、外源性肾毒性物质作用下,交感神经过度兴奋,肾内肾素-血管紧张素系统兴奋,引起血管舒缩功能紊乱和内皮损伤,肾内舒张血管性前列腺素合成减少,缩血管性前列腺素产生过多,内皮素产生过多,一氧化氮产生相对过少,造成血流动力学异常,使肾血浆流量下降,肾内血流重新分布,肾皮质血流量减少,肾髓质充血,最终肾小球滤过率(glomerular filtration rate,GFR)下降。

(2)肾小管上皮细胞代谢障碍:肾脏持续缺血缺氧引起肾小管上皮细胞损伤,具体表现:① ATP 含量明显下降,Na^+-K^+-ATP 酶活力下降,使细胞内 Na^+、Cl^- 浓度上升,K^+ 浓度下降,细胞肿胀;②Ca^{2+}-ATP 酶活力下降,使胞质中 Ca^{2+} 浓度明显上升,线粒体肿胀,能量代谢失常;③细胞膜上磷脂酶因能量代谢障碍而大量释放,进一步促使线粒体及细胞膜功能失常;④细胞内酸中毒等。

(3)肾小管上皮脱落,管腔中管型形成:肾小管坏死脱落,堵塞管腔造成管内压增高,一方面阻碍了肾小球的血液滤过,另一方面使积累于被堵塞肾小管管腔中的滤过液反渗,沿受损的细胞间隙进入组织间隙,导致肾间质水肿,进一步降低了 GFR 及加重肾小管间质缺血。

3.临床表现

除原发病的临床表现外，绝大多数呈少尿型急性肾小管坏死，典型临床病程可分为3期。

(1)起始期：此期患者常遭受低血压、缺血、脓毒血症和肾毒素等因素影响，但尚未发生明显的肾实质损伤。此阶段如果及时纠正病因，急性肾衰竭早期的发展往往具有可逆性，但如果病因不能纠正，随着肾小管上皮发生明显损伤，GFR下降，临床上则进入维持期。

(2)维持期：又称少尿期。典型病程为7～14天，但也可短至几天，长至4～6周，患者出现少尿(＜400 mL/24 h)和无尿(＜100 mL/24 h)。但也有患者少尿不明显，尿量在400 mL/24 h以上，被称为非少尿型急性肾衰竭，患者病情大多相对较轻，预后较好。然而，不论尿量是否减少，随着肾功能减退，临床上均可出现一系列临床表现。急性肾衰竭该期主要有以下表现。①水、电解质和酸碱平衡紊乱：a.代谢性酸中毒，主要因为肾排酸能力减低，同时又常因合并高分解代谢，使酸性产物明显增多所致；b.高钾血症，除肾排泄减少外，酸中毒、组织高分解也是主要原因。严重创伤、烧伤等所致横纹肌溶解引起的急性肾衰竭，有时每日血钾可上升1.0～2.0 mmol/L；c.低钠血症，主要由水滞留过多引起稀释性低钠血症。此外，还可有低钙血症、高磷血症，但程度远不如慢性肾衰竭时明显。②全身并发症：由于急性肾衰竭所致的病理生理改变和尿毒症毒素作用，可引起全身各系统临床表现。消化系统出现食欲减退、恶心、呕吐、腹胀、腹泻等症状，严重者可发生消化道出血；呼吸系统因容量负荷过多导致急性肺水肿；循环系统出现高血压、心力衰竭表现，可因电解质紊乱、酸中毒、毒素蓄积引发的心律失常及心肌病变等；神经系统出现意识障碍、躁动、谵妄、抽搐、昏迷等尿毒症脑病症状；血液系统可表现为轻度贫血和出血倾向。

(3)恢复期：该期肾小管细胞再生，修复，肾小管功能逐步恢复，GFR逐渐恢复正常或接近正常范围。少尿型患者开始出现尿量增多，可有多尿表现，每日尿量可达3 000～5 000 mL或更多，通常持续1～3周，继而再恢复正常。与GFR相比，肾小管功能(溶质和水的重吸收)的恢复相对延迟，往往需数月后才恢复，少数患者可遗留不同程度的肾脏结构和功能缺陷。

(二)检验诊断

1.尿量

(1)标本：24小时尿液。采集24小时尿液样本(加入甲苯防腐剂)，24小时尿液采集周期包括白天和晚上，早晨7时或8时开始。采集前排空膀胱，这部分尿液废弃。至第2天早晨同一时间(包括所有排泄的尿液),收集所有尿液。最后,量取24小时尿液体积。

(2)参考范围:正常人尿量为1 000～2 000 mL/24 h,平均1 500 mL/24 h。

(3)临床意义:24小时尿量少于400 mL或每小时尿量持续少于17 mL称少尿;24小时尿量少于100 mL称为无尿;多于2 500 mL/24 h,称多尿。

2.尿常规检查

pH＜7.0;尿蛋白定性＋～＋＋或以上,呈小管性蛋白尿;尿比重＜1.014,甚至固定在1.010左右;尿沉渣镜检可见粗大颗粒管型,少数红细胞、白细胞。

3.尿渗透压

急性肾衰竭患者常因肾小管功能损害出现低比重及低渗透压尿,尿渗透压＜350 mOsm/(kg·H_2O)。

4.尿钠

(1)检测方法:离子选择电极法。

(2)标本:24小时尿。

(3)参考范围:130～260 mmol/24 h。

(4)临床意义:肾脏对钠的重吸收65%位于近曲小管,因此尿钠排泄量可作为反映肾小管坏死程度的指标。尿钠排泄量与细胞外液的量和肾小管重吸收能力密切相关。尿钠排泄量增加常见于急性肾小管坏死时肾小管功能损伤、严重肾盂肾炎、肾皮质功能不全、某些内分泌疾病等;尿钠排泄量减少见于肾前性急性肾衰竭、肾皮质功能亢进等疾病。另外,尿钠测定可以了解是否有大量盐的损失,确定摄入量是否足够,并协助监测低盐饮食及术后电解质的监测,协助判断呕吐、严重腹泻、肾衰竭患者的电解质平衡。

5.血常规检查

(1)检测方法:采用5分类血液分析仪分析,采血2 mL后应立即将血液标本注入含EDTA-K_2的抗凝剂试管中,并充分混匀。

(2)标本:全血。

(3)临床意义:急性肾衰竭患者红细胞及血红蛋白正常或轻度均下降,白细胞计数可增多,血小板计数减少正常或轻度异常。

6.血电解质

(1)检测方法:离子选择性电极法(钾、钠、氯),偶氮胂Ⅲ络合比色法(总钙),Calmagite比色法(镁),磷钼酸紫外法(磷)。

(2)标本:血清。

(3)参考范围:钾 3.50～5.30 mmol/L;钠 137.0～147.0 mmol/L;氯 99.0～110.0 mmol/L;总钙 2.08～2.60 mmol/L(成人),2.23～2.80 mmol/L(儿童);磷 0.81～1.62 mmol/L(成人),1.30～2.26 mmol/L(儿童)。

(4)临床意义:急性肾衰竭患者血钾多>5.3 mmol/L,部分可正常或偏低,血镁、血磷增高,血钠正常或略降低,血钙降低。

7.二氧化碳结合力

(1)检测方法:电极法。

(2)标本:肝素抗凝动脉血 2 mL。

(3)参考范围:以碳酸氢根计算,20～28 mmol/L(成人),19～26 mmol/L(儿童)。

(4)临床意义:二氧化碳结合力可作为评价血液酸碱平衡的指标。减低可见于各种原因引起的酸中毒及代谢性碱中毒;增高见于各种原因引起碱中毒及代谢性酸中毒。

8.血尿素氮/血肌酐

(1)检测方法:酶偶联速率法(尿素氮)、肌酐(肌氨酸氧化酶法)。

(2)标本:血清。

(3)参考范围:血尿素氮,成人 2.8～7.2 mmol/L,婴儿、儿童 1.8～6.5 mmol/L;血肌酐,男性 53～106 μmol/L,女性 44～97 μmol/L,儿童 24.9～69.7 μmol/L。

(4)临床意义:血尿素氮和肌酐升高。但氮质血症不能单独作为诊断依据,因肾功能正常时消化道大出血患者尿素氮亦可升高。血肌酐增高,血尿素氮/血肌酐≤10 是重要诊断指标。

9.钠排泄分数

(1)检测方法:钠排泄分数是测定肾小球滤过钠和尿排泄钠的百分率,即肾小球滤过而未被肾小管重吸收的钠的百分率。分别测定血钠、血肌酐和尿钠、尿肌酐,其计算公式如下。

钠排泄分数=[(尿钠×血肌酐)/(血钠×尿肌酐)]×100%。

(2)标本:同时采集尿液和血液。

(3)参考范围:正常情况下钠排泄分数<1。

(4)临床意义:钠排泄分数>2,钠排泄分数是鉴别肾前性氮质血症和急性肾小管坏死的敏感指标,肾前性氮质血症钠排泄分数<1,急性肾小管坏死钠排泄分数>2。在 1 和 2 之间为一空白区,肾前性氮质血症重吸收钠加强,使钠排泄分数甚至降到 0.1,急性肾小管坏死往往均超过 3。

10.自由水清除率

(1)检测方法:冰点下降法。

(2)标本:禁水 8 小时后晨尿和血液。尿液留取方法,早晨 7 时或 8 时开始排空膀胱,1 小时收集所有尿液。同时采集患者血液,测定尿和血渗透压。

(3)临床意义:正常人排出的均为含有溶质且浓缩的尿,自由水清除率指单位时间内所排出的尿量与渗透性溶质清除率之差。目前认为自由水清除率能更准确地反映肾脏的浓缩功能。该法有助于早期诊断。

二、慢性肾衰竭

(一)疾病概述

1.定义

慢性肾衰竭是慢性肾脏病引起的 GFR 下降及与此相关的代谢紊乱和临床症状组成的综合征。根据肾功能损害的不同程度,我国临床慢性肾衰竭分期为 4 个阶段,即肾功能代偿期、肾功能失代偿期、肾衰竭期、尿毒症期。

2.病因和发病机制

慢性肾衰竭病因很广,各种慢性肾脏病发展至晚期均可导致,常见的疾病有以下几类:①慢性肾小球肾炎;②肾小管-间质性肾病,如慢性肾盂肾炎、药物性肾病等;③继发于系统性疾病,常见的如狼疮性肾炎等;④代谢性疾病,如糖尿病肾病、痛风肾病等;⑤慢性尿路梗阻;⑥先天性肾脏病,如多囊肾、遗传性肾病等。此外,肾血管疾病如高血压良性肾小动脉硬化、缺血性肾病在中老年人群中也非常常见。

慢性肾衰竭发病机制非常复杂,目前尚未完全阐明,主要有健存肾单位学说、矫枉失衡学说、肾小球高滤过学说、肾小管高代谢学说、尿毒症毒素学说等,但没有一种学说能完整地解释全部的发病过程。近几年来对血管紧张素Ⅱ及生长因子(转化生长因子 β_1、血小板源性生长因子等)在慢性肾衰竭进展中的作用,也有不少新的认识。

3.临床表现

在慢性肾功能不全早期,可能仅有原发病的症状,只在检查中可发现血肌酐升高,轻度贫血,尿浓缩功能减退导致夜尿增多。若病情发展至“健存”肾单位不能适应机体最低要求时,尿毒症症状会逐渐表现出来,累及全身各个系统。

(1)水、电解质失衡:最常见代谢性酸中毒和高氯,还有高钾、高磷、高镁、低钙、低钠。

(2)消化系统：最早出现的症状，如食欲缺乏、恶心、呕吐等。

(3)心血管系统：慢性肾衰竭最常见的死亡原因是心血管疾病。

(4)血液系统：肾性贫血；促红细胞生成素减少，导致正细胞正色素性贫血，治疗应补充促红细胞生成素。

(5)神经、肌肉系统：①早期，乏力、失眠、记忆力减退、注意力不集中等。②后期，尿毒症性脑病和周围神经病变症状，出现嗜睡、抽搐、昏迷，肢体(下肢更常见)远端对称性感觉异常，不宁腿综合征和手套袜套样感觉障碍。

(6)肾性骨营养不良：①肾性骨软化症(肾性佝偻病)，维生素 D_3 不足所致；②纤维性骨炎：甲状旁腺功能亢进致骨质钙破坏；③骨质疏松症：代谢性酸中毒使钙从骨中游离出来；④骨硬化症：骨皮质增厚，骨小梁增加。

(7)呼吸系统：①肺水肿，代谢性酸中毒时出现呼吸深而长，水潴留和心力衰竭；②尿毒症肺，胸部 X 线检查见肺门两侧出现对称型蝴蝶状阴影。

(二)检验诊断

1.尿常规检查

尿常规改变可因基础病因不同而有所差异，可有蛋白尿、红细胞、白细胞或管型，也可以改变不明显。尿蛋白多在+～+++，尿比重多在 1.018 以下，尿毒症时固定在 1.010～1.012，夜间尿量多于日间尿量。尿沉渣检查，可见红细胞、白细胞、上皮细胞及颗粒管型，也可有蜡样管型。

2.24 小时尿蛋白定量

(1)检测方法：磺基水杨酸法。

(2)标本：24 小时尿液。采集 24 小时尿液样本(加入甲苯防腐剂)，24 小时尿液采集周期包括白天和晚上，早晨 7 时或 8 时开始。采集前排空膀胱，这部分尿液废弃。至第二天早晨同一时间(包括所有排泄的尿液)，收集所有尿液。最后，量取 24 小时尿液体积。

(3)参考范围：≤150 mg/24 h，尿液中蛋白质含量超过 150 mg/24 h 的称为蛋白尿。

(4)临床意义：在初级诊疗过程中无须收集 24 小时尿液进行尿蛋白定量检测。大多数情况用尿试纸条检测蛋白尿，如果试纸检测为阳性结果(1+或更强)，就应将尿样(最好是晨尿)送到实验室进行总蛋白/肌酐或清蛋白/肌酐比值测定(依实验室的实际情况选择)。尿蛋白/肌酐比值>45 mg/mmol 或清蛋白/肌酐比值>30 mg/mmol 时，考虑蛋白尿为阳性。对尿蛋白阳性的患者，应通过分析晨尿样本排除体位性蛋白尿。有 2 次以上蛋白尿阳性的患者(最好间隔 1～2 周复查）应诊断为持续蛋白尿。慢性肾脏病患者检测蛋白尿应使用定量的方法。

3.尿渗透压

（1）尿渗透压增高：高热、脱水等所致肾前性少尿，葡萄糖尿等。

（2）尿渗透压降低：可见肾小管及间质的损伤如急、慢性肾衰竭等；尿崩症。慢性肾衰竭患者常因肾小管功能损害出现低比重及低渗透压尿。

4.血常规检查

慢性肾衰竭患者血红蛋白一般在 80 g/L 以下或 40～60 g/L，终末期可降至 20～30 g/L，可伴有血小板计数降低或白细胞计数偏高；白细胞正常；血小板正常或降低，但功能下降。

5.肾功能检查

慢性肾衰竭患者尿素氮、肌酐增高。尿素氮水平受多种因素影响，特别是与摄入蛋白量有关，不能单独作为衡量肾功能损害轻重的指标。血肌酐水平比较稳定，老年人和肌肉减少的患者，其水平偏低，应结合临床估计。

6.血电解质检查

慢性肾衰竭患者血钙＜2.0 mmol/L，血磷＞1.7 mmol/L。

7.总蛋白和清蛋白测定

（1）检测方法：双缩脲法（总蛋白），溴甲酚绿法（清蛋白）。

（2）标本：血清。

（3）参考范围：总蛋白 65～85 g/L，清蛋白 40～55 g/L。

（4）临床意义：血浆蛋白可正常或降低，总蛋白＜62 g/L，清蛋白＜30 g/L。

8.GFR 检查

GFR 是直接反映肾脏滤过功能、确诊慢性肾衰竭分期的主要依据；肾功能损害程度常以内生肌酐清除率的多少区分：51～70 mL/min 为轻度损害；31～50 mL/min 为中度损害；＜30 mL/min 为重度损害；11～20 mL/min 为早期肾衰竭；6～10 mL/min 为晚期肾衰竭；＜5 mL/min 为终末期肾衰竭。作为临床治疗的参考：＜30 mL/min 应限制蛋白质摄入；≤30 mL/min 时噻嗪类利尿剂常无效；≤10 mL/min时则应进行人工透析治疗。

9.清蛋白/肌酐

（1）检测方法：免疫透射比浊和酶法。

（2）标本：随机尿。

（3）参考范围：＜30 mg/mmol。

(4)临床意义:对慢性肾脏病患者,有明显蛋白尿的患者(尿蛋白/肌酐>100 mg/mmol)应当考虑进行肾活检。蛋白尿水平较低(尿蛋白/肌酐比值为45～100 mg/mmol)且同时出现血尿的患者,也应当考虑进行肾活检。仅出现镜下血尿和没有、或有少量蛋白尿患者不需行肾活检,但是应怀疑其有慢性肾脏病。①对有慢性肾脏病高危因素的成人进行筛查,应检测任意尿的清蛋白,包括清蛋白特异的试纸、计算清蛋白/肌酐。②对于慢性肾脏病的成人进行尿蛋白的监测,应用任意尿样中的蛋白/肌酐。如清蛋白/肌酐较高(>500 mg/g),可应用总蛋白/肌酐。

10.胱抑素 C

(1)检测方法:自动生化分析仪检测。

(2)参考范围:0.51～1.09 mg/L。

(3)临床意义:胱抑素 C(也称半胱氨酸蛋白酶抑制剂 C)是一种由 120 个氨基酸组成、分子量为 13 000、非糖基化的小分子碱性蛋白,血浆中带正电荷。人胱抑素 C 基因片段位于 20 号染色体上,其基因序列在大多数组织中能稳定表达,无组织特异性。人体几乎所有有核细胞均可产生胱抑素 C,且生成速度稳定、不受炎症、饮食、体重以及肝功能变化的影响。

由于胱抑素 C 基因属“管家基因”,能在几乎所有的有核细胞表达,无组织学特异性,故机体胱抑素 C 产生率相当恒定。因胱抑素是一种低分子量蛋白质,可经肾小球过滤,在近曲小管被重吸收并降解,肾脏是清除循环中胱抑素 C 的唯一器官,所以血清胱抑素 C 主要由 GFR 决定,另外胱抑素 C 即使在炎症状态下,其产生速率也不会改变,血清浓度受年龄、性别、疾病的病情变化的影响小,因此胱抑素 C 是一种理想的反映 GFR 变化的内源性标志物。

血清胱抑素 C 与血清肌酐相比,不受性别和肌肉组织的影响。50 岁以下个体,当 GFR 下降到 80 mL/(min・1.73m^2)以下,血清胱抑素 C 即有显著升高。胱抑素 C 对鉴别正常 GFR 比肌酐有更高的临床特异性。也有研究者建议用血清胱抑素 C 代替肌酐清除率作为癌症患者化疗前的筛选试验,并用于 GFR 下降患者化疗药物剂量的调整。血清胱抑素 C 对评价可能有肾毒性的药物对治疗者 GFR 的影响,对 2 型糖尿病患者早期肾功能受损的检测效果,对及时、准确反映移植肾功能均比血清肌酐更敏感可靠。

第四节　前列腺疾病

一、前列腺炎

(一)疾病概述

1.定义

前列腺炎是一组临床综合征,主要表现为尿道灼烧感、尿频、尿痛、尿不尽以及尿滴沥。有时尿流变细、无力,在会阴、耻骨上,和腹股沟、腰骶区出现疼痛或不适。前列腺炎是成年男性的常见病,严重影响患者生活质量。

2.病因和发病机制

目前认为前列腺炎并非单一的疾病,而是几个不同类型的疾病的总称,他们的病因、临床表现各不相同。按照美国国立卫生研究院分类标准,前列腺炎分为4种类型。

(1)急性细菌性前列腺炎(Ⅰ型):大多数由尿道上行的毒力较强细菌感染引起,致病菌多数为革兰阴性杆菌或假单胞菌,也有葡萄球菌、淋病奈瑟菌、衣原体、支原体等。

(2)慢性细菌性前列腺炎(Ⅱ型):多数没有急性过程,主要由毒力较弱细菌经尿道逆行感染引起,致病菌主要有大肠埃希菌、变形杆菌、葡萄球菌、链球菌等。

(3)慢性非细菌性前列腺炎/慢性骨盆疼痛综合征(Ⅲ型):多数前列腺炎属于此种类型。目前病因不明确,致病菌可能是无法确定的致病微生物,近年来研究发现衣原体和支原体可能是主要致病菌,有研究表明本型患者局部原核生物DNA检出率可高达77%。也有人推测慢性前列腺炎的发生可能与尿液反流以及其他非感染性因素有关。此病的发生可能与长途骑车,长期坐位工作,性生活无规律有关,过量饮酒及辛辣食物可以加重症状。

(4)无症状性炎性前列腺炎(Ⅳ型):患者无自觉症状,在前列腺穿刺活检时偶然发现。

3.临床表现

各种类型的前列腺炎的临床表现各不相同。

(1)Ⅰ型前列腺炎:临床上比较少见,表现比较典型,表现为急性疼痛伴随排尿刺激和梗阻症状以及全身发热。通常有发热、寒战、不适、恶心、呕吐甚至败血症。突然发病时全身症状可掩盖局部症状，其临床表现严重性在各个患者存在很大差异。需要注意的是急性期原则上不做前列腺按摩，以免发生菌血症或脓毒血症。

(2)慢性前列腺炎(Ⅱ型和Ⅲ型)：包括慢性细菌性前列腺炎和慢性非细菌性前列腺炎以及前列腺痛，患者之间临床表现各不相同，主要症状有尿频、尿急、尿痛，耻骨上、会阴部疼痛不适。可有浑身不适，腰部酸痛，疲乏。不少患者排尿后或排便后有白色分泌物从尿道口流出。不少患者还有性欲减退，勃起功能障碍。慢性细菌性前列腺炎和慢性非细菌性前列腺炎在临床表现上有很多相似之处，两者前列腺按摩液中白细胞计数都会增多，但非细菌性前列腺炎患者前列腺液细菌培养结果阴性。前列腺痛患者前列腺按摩液白细胞正常。

(二)检验诊断

不同类型的前列腺炎病因与临床表现不尽相同，其中慢性非细菌性前列腺炎与前列腺痛的病因尚不十分清楚。除了急性前列腺炎，其他前列腺炎没有明确特征性症状和检查指标。原则上，对前列腺炎的诊断要依据前列腺分泌物的常规检查及细菌培养结果。尤其对于无症状的慢性前列腺炎，实验室检查显得更为重要。

1.尿常规检查

急性前列腺炎时，若有细菌感染，细菌产氨可使尿液 pH 升高；某些革兰阴性杆菌感染引起的前列腺炎可见亚硝酸盐阳性；急、慢性前列腺炎都可见尿白细胞计数升高，只是急性前列腺炎尿中白细胞计数升高更为显著，甚至出血可见红细胞。血行感染之急性前列腺炎则尿液检查可能正常。

2.前列腺液常规检查

前列腺炎常伴前列腺液检查的异常。若为急性感染性前列腺炎，为避免按摩引起感染扩散，不行前列腺液检查。

(1)检查方法：采用目测法检查前列腺液的颜色、性状、量。前列腺液直接涂片进行显微镜观察，也可染色后作细胞形态的观察或寻找细菌。

(2)标本：按摩前列腺时，手法要轻柔，从两侧叶开始，每侧 2～3 次，再从腺体两侧向中线各挤压 2～3 次，然后再从中线向肛门口按压 2～3 次，再挤压会阴部尿道，取出前列腺液进行检查。如果挤压后没有前列腺液滴出，可用手挤压后尿道，从后尿道顺尿道推移，亦可取到少许前列腺液涂片检查。

(3)参考范围：正常前列腺液呈淡白色，较稀薄；涂片镜检高倍镜视野下白细胞不超过10个，存在大量卵磷脂小体，均匀分布满视野或≥75%，报告为3+～4+，高倍镜视野下前列腺颗粒细胞<1个，红细胞无或偶见，参考范围为高倍镜视野下<5个。

(4)临床意义：前列腺有炎症时前列腺液量减少甚至无液可采，颜色可呈黄色或红色，有的可变混浊，黏稠度增高。

前列腺炎时可见红细胞，但精囊炎、结核、结石、恶性肿瘤或按摩手法过重也可使前列腺液中出现红细胞；前列腺炎时，白细胞计数增多且聚集成簇，炎症严重时，可见大量脓细胞团块并使前列腺液异常黏稠，若炎症好转，白细胞计数会减少。但白细胞计数的增多也可能是假象，前列腺按摩液中大量白细胞可能来自尿道疾病(尿道炎、尿道狭窄、湿疣和憩室)，健康男性在性交和射精后数小时，前列腺液中白细胞计数也可增多；前列腺炎时，可见卵磷脂小体数量减少、分布不均或聚集成堆，炎症严重时卵磷脂小体消失；前列腺炎时，前列腺颗粒细胞计数可增多至10倍，但正常老年人也可见颗粒细胞计数增多。前列腺液检查若见到滴虫，即可诊断为滴虫性前列腺炎。

前列腺液检查用于判断治疗效果时，因男性尿道较长有一定容积，而且按摩的部位手法不同，获得的结果也有差异。故不能以一次结果作出判断，一般认为三次或三次以上检查结果正常，方可认为前列腺炎已经痊愈。

3.血常规检查

前列腺急性感染时，血常规检查有白细胞计数和分类的异常，主要表现为白细胞计数升高，白细胞分类可见中性粒细胞百分数升高。慢性前列腺炎一般不会引起血常规的显著变化。

4.前列腺特异性抗原与游离前列腺特异性抗原

(1)检测方法：酶联免疫测定法、放射免疫测定法、化学发光免疫测定法。临床上常用化学发光免疫测定法。

(2)参考范围：前列腺特异性抗原0～4.0 μg/L，并随年龄增长，每年以0.04 μg/L的速度上升；游离前列腺特异性抗原<0.8 μg/L；游离前列腺特异性抗原/前列腺特异性抗原>0.25。

(3)临床意义：前列腺特异性抗原是前列腺癌的诊断与疗效参考指标。但前列腺炎也可见血清前列腺特异性抗原升高(通常<8.0 μg/L)；前列腺的感染、炎症、梗死，直肠指诊与活检操作，生理变异及其他良性病变等都可以使血清前列腺特异性抗原升高，但升高幅度比较小，需注意与前列腺癌区别。前列腺特异性抗原的半衰期为2～3天，一般在治疗3～6周后可恢复正常。

5.前列腺液或尿液病原体检查

几乎所有的急性前列腺炎、约5%的慢性前列腺炎由病原体感染引起。若能检出病原体或病原体抗体,可以对因治疗,提高疗效。

(1)检查方法:直接涂片做革兰染色或抗酸染色检查;进行病原体培养和药敏试验;酶联免疫测定法、胶体金免疫层析技术检测支原体和衣原体的抗原;近年来还采用PCR技术检测前列腺液内的微生物。

(2)临床意义:若在前列腺液或尿液中检出微生物,不能直接认为就是引起前列腺炎的病原体。通常认为尿液革兰阴性菌菌落计数$>10^5$/mL为感染所致,菌落计数$<10^4$/mL可认为是污染造成的;因革兰阳性菌分裂较慢,故尿液菌落计数$>10^3$/mL即应考虑感染的存在。前列腺液中菌落计数>5 000/mL即可考虑细菌性前列腺炎。常见的病原体有葡萄球菌、链球菌、大肠埃希菌、淋病奈瑟菌、支原体、衣原体、结核分枝杆菌等。

6.前列腺液L型细菌培养

由于临床长期大量使用广谱抗生素及不规则的治疗,使某些患者体内致病菌和正常寄生菌细胞壁全部或部分缺失,这些细菌的染色、形态、代谢等都会发生改变,在特殊培养基上才能生长。

(1)检查方法:将标本接种于高盐液体(固体)培养基,置35 ℃、5%CO_2孵箱内培养,同时接种一个血琼脂平板。连续观察1~7天,若高盐液体培养基变混浊或高盐固体培养基上长出油煎蛋样微小菌落,而血琼脂培养阴性,则可能是L型细菌。再将其转种至高渗或等渗血琼脂平板进行返祖试验,37 ℃孵育1~4天后涂片染色并进行鉴定,采用改良K-B法做药敏试验。

(2)临床意义:接受过各种抑制细胞壁合成的抗生素治疗的患者,细菌呈不同程度的缺壁状态,细菌常规培养可能呈阴性,故应加做L型细菌培养。慢性前列腺炎患者在做细菌常规培养的同时,进行L型细菌培养,可提高病原菌的检出率。

7.厌氧菌检查

目前对前列腺炎病原微生物的检查主要停留在需氧菌上,对厌氧菌不够重视。事实上,厌氧菌可能是引起所谓的“无菌性慢性前列腺炎”的原因之一,也可能是慢性前列腺炎疗效不满意的重要原因。

(1)检查方法:①染色法,厌氧菌通常染色不均,形态奇特,有的厌氧菌在紫外的照射下还可产生荧光;②分离培养,给细菌无氧或微氧环境即可,有厌氧罐法、厌氧手套箱法、气袋法、气体喷射法等,其中以前两种方法较常用。

(2)临床意义:厌氧菌的感染可能是临床上一部分培养阴性却有感染表现的慢性前列腺炎的病因。但尿道中可能寄居有厌氧菌,厌氧菌培养阳性的患者,还需结合临床判断是否为前列腺炎的病因。

8.前列腺液锌含量

前列腺液的化学成分复杂,当前列腺发生炎症时,锌的浓度会降低。

(1)检测方法:临床常用的方法有原子吸收分光光度法、分光光度法、电化学分析法。以原子吸收分光光度法最为准确可靠。

(2)临床意义:前列腺炎时,前列腺液锌浓度显著降低;前列腺增生时锌浓度也会出现降低,但不显著;而前列腺癌时前列腺液锌浓度会升高。

9.前列腺液免疫球蛋白

(1)检测方法:临床常用免疫比浊法。

(2)临床意义:慢性前列腺炎可见 IgG 和 IgA 升高,如果是细菌性前列腺炎则升高更显著;IgM 可在炎症初期或急性感染时升高,随后下降。

10.前列腺液乳酸脱氢酶

前列腺液乳酸脱氢酶(lactate dehydrogenase,LDH)有 5 种同工酶,分别为 $LDH_1 \sim LDH_5$,其中 LDH_5/LDH_1 可作为反映上皮细胞损伤程度的参考指标。

(1)检测方法:LDH 同工酶采用电泳法分析。

(2)参考范围:$LDH_5/LDH_1 < 1$。

(3)临床意义:前列腺炎时 LDH_5/LDH_1 明显升高,并与前列腺液中白细胞计数成正比。

11.精液中补体 C3 检测

(1)检测方法:免疫散射比浊法。

(2)参考范围:正常男性精液中没有补体 C3 存在。

(3)临床意义:有学者研究发现,精液中的补体 C3 水平与附属腺的炎症有关,可在炎症细胞出现之前就升高,是判断前列腺炎的一个敏感的指标。

二、前列腺增生

(一)疾病概述

1.定义

前列腺增生是引起中老年男性排尿障碍的最为常见的一种疾病,主要表现为组织学上的前列腺间质和腺体成分的增生,解剖学上的前列腺增大,尿动力学上的膀胱出口梗阻和以下尿路症状为主的临床症状,他们之间不存在明显相关性，而且一般前列腺增生患者也不同时具有以上特征。

2.病因和发病机制

前列腺增生的病因仍不十分明了。前列腺增生的发生必须同时具备年龄的增长和有功能的睾丸。前列腺增生与体内雄激素及雌激素的平衡失调关系密切。睾酮是男性主要雄激素，目前研究发现睾酮是通过5α-还原酶的作用转化成双氢睾酮后对前列腺产生作用的，双氢睾酮是雄激素刺激前列腺增生的活性激素，已有研究发现增生的前列腺组织中双氢睾酮的含量明显高于正常前列腺组织。但是目前对雄激素引起前列腺增生的机制尚不清楚，多数学者认为与间质上皮细胞的增殖和凋亡的平衡性受破坏有关。雌激素、生长因子、炎性介质、神经递质以及遗传对前列腺增生亦有一定影响。

3.临床表现

前列腺增生症的症状是随着病理改变而逐渐出现的，患者多在50岁以上出现症状。症状的严重程度与前列腺大小不成比例，而与梗阻程度以及是否存在感染有关。主要表现有下尿路症状和并发症。

(1)下尿路症状的临床表现：包括储尿期症状、排尿期症状和排尿后症状。储尿期症状包括尿频、尿急、尿失禁以及夜尿增多等；排尿期症状包括排尿踌躇、排尿困难以及间断排尿等；排尿后症状包括排尿不尽，尿后滴沥等。

(2)并发症。①血尿：前列腺增生致使前列腺表面静脉曲张，是老年男性血尿最常见的原因之一。②尿路感染：前列腺增生造成下尿路梗阻后极易造成尿路感染，尤其是残余尿出现时，感染机会更高。③膀胱结石：长期下尿路梗阻，特别是残余尿的增多，尿液中结晶在膀胱内蓄积，加之常并发尿路感染等多种因素促使膀胱结石形成。④肾功能损伤：多为前列腺增生晚期症状，表现为食欲缺乏、贫血、水肿等。因此，老年男性出现不明原因的肾功能不全症状，应首先排除前列腺增生。

(二)检验诊断

前列腺增生的诊断主要依赖于直肠指诊、尿动力学检查、影像学检查。实验室检查主要有尿常规检查、血常规检查、肾功能检查和前列腺特异性抗原等。

1.尿常规检查

尿常规检查可以确定下尿路症状患者是否有血尿、蛋白尿、脓尿及尿糖等。前列腺增生患者尿常规检查一般正常，有时膀胱梗阻可发生镜下血尿或肉眼血尿，若合并感染，则可见白细胞升高、pH升高、亚硝酸盐阳性、尿蛋白阳性。

2.血常规检查

前列腺增生患者血常规检查一般正常。若合并感染，则引起白细胞计数升高，中性粒细胞比例升高，若长期严重尿梗阻引起尿毒症，则会出现贫血。

3.肾功能检查

肾功能在前列腺增生早中期时一般正常，若有严重尿梗阻并梗阻时间较长，则可导致肾积水、肾功能不全，此时肾功能检查可见血尿素氮和肌酐升高。

4.前列腺特异性抗原

前列腺增生可见血清前列腺特异性抗原升高，但前列腺癌、前列腺炎、尿路感染、前列腺穿刺、急性尿潴留、留置导尿、直肠指诊及前列腺按摩都可导致血清前列腺特异性抗原值升高。血清前列腺特异性抗原作为一项危险因素可以预测前列腺增生的临床进展，从而指导治疗方法的选择。

5.血浆锌测定

正常前列腺含有高组织浓度的锌，在前列腺增生时，锌的含量明显增高，虽然血浆锌水平的高低与前列腺大小之间没有关系，但它可以作为判断前列腺增生的临床指标之一。

第三章

临床内分泌及代谢疾病的检验应用

第一节　下丘脑-垂体疾病

一、垂体瘤

(一)疾病概述

1.定义

垂体瘤是一组发生于腺垂体、神经垂体及颅咽管上皮残存细胞的肿瘤。其中以来自腺垂体的垂体腺瘤占大多数,来自神经垂体的星形细胞瘤或神经节神经瘤等以及垂体转移癌罕见。

2.病因和发病机制

垂体瘤的病因可能与下列因素有关:①遗传性因素,如*MEN-1*突变、垂体瘤转录因子 prop-1 过量等;②下丘脑因素,如生长激素释放激素(growth hormone releasing hormone,GHRH)过量、促肾上腺皮质激素释放激素(corticotropin releasing hormone,CRH)过多、某些下丘脑激素受体的活化性突变等;③垂体因素,如某些信号转导分子突变,或成纤维细胞生长因子-2、表皮生长因子、神经生长因子等生长因子过多,癌基因激活、GHRH、促甲状腺激素释放激素(thyrotropin-releasing hormone,TRH)等;④环境因素,如放射治疗;⑤靶腺(甲状腺、性腺、肾上腺)器官衰竭。

有关垂体瘤的发病机制曾提出过两种学说,即垂体细胞自身缺陷学说和下丘脑调控失常学说。现基本统一起来,认为垂体瘤的发展可分为起始阶段和促进阶段。在起始阶段,垂体细胞自身缺陷是起病的主要原因。在促进阶段,下丘脑调控失常等因素发挥了主要作用,即某一个垂体细胞发生突变,导致癌基因激活和(或)抑癌基因的失活,然后在内外因素的促进下单克隆的突变细胞不断增生,逐渐发展为垂体瘤。

3.临床表现

分泌激素的垂体瘤除肿瘤自身引起的局部浸润和压迫症状外,还可有相应激素分泌过多的各种临床综合征。无功能腺瘤垂体一般不出现激素分泌过多的临床症状,但当肿瘤体积生长到一定大小时,可因压迫垂体或脑组织而出现相应症状,如视觉损害及腺垂体功能减退。

(1)肿瘤压迫症状:头痛见于 1/3~2/3 的患者,初期不甚剧烈,以胀痛为主,可有间歇性加重。头痛部位多在两颞部、额部、眼球后或鼻根部。引起头痛的主要原因是鞍膈与周围硬脑膜因肿瘤向上生长而受到牵拉。当肿瘤穿破鞍膈后,疼痛可减轻或消失。如鞍膈孔较大,肿瘤生长受到的阻力较小,头痛可不明显。垂体腺瘤向鞍上扩展,压迫视交叉可引起视野缺损,伴或不伴视力减退。这是由于肿瘤生长方向不同和(或)视交叉与脑垂体解剖关系变异所致。

(2)激素分泌异常综合征:①垂体激素分泌减少。垂体瘤患者垂体激素分泌减少的表现一般较轻,进展较慢,直到腺体有 3/4 被毁坏后,临床上才出现明显的腺垂体功能减退症状。即使肿瘤体积较大,激素缺乏的症状也很少能达到垂体切除术后的严重程度。故垂体瘤患者较少出现垂体激素分泌减少的症状。有时垂体激素分泌减少也可成为本病的突出表现(儿童期尤为明显),表现为身材矮小和性发育不全。有时肿瘤还可影响下丘脑及神经垂体,引起尿崩症。②垂体激素分泌增多。由于不同腺瘤分泌的垂体激素不同,临床表现各异。③并发症。大的腺瘤可引起颅内高压、视神经通路受压和失明、腺垂体功能减退症、CSF 鼻漏或尿崩症等。垂体瘤出血、梗死引起的垂体卒中为垂体瘤最严重的急性并发症。垂体激素分泌增多的各种垂体瘤可导致巨人症或肢端肥大症、精氨酸升压素分泌不适当综合征、甲状腺功能亢进、皮质醇增多症、性早熟、男性乳腺发育、闭经溢乳综合征等。

(二)检验诊断

实验室检查对于垂体瘤的诊断和鉴别诊断是不可或缺的。在多数情况下,除了垂体激素的常规检测外,还需进行激素分泌的功能试验,以全面评估垂体功能及与相关疾病进行鉴别诊断。

1.催乳素

(1)检测方法:放射免疫分析和化学发光免疫分析。

(2)标本:血清或血浆。

(3)参考范围：男性为 4.0～14.4 μg/L；女性卵泡期为 6.0～18.5 μg/L，排卵期为 8.0～25.7 μg/L，黄体期为 5.9～20.9 μg/L。

(4)临床意义：分析结果要考虑有无生理性、药物性因素的影响。如血催乳素在 20 μg/L 以下可排除高催乳素血症；＞200 μg/L 时结合临床及影像学检查即可确诊为催乳素瘤；如果达到 300～500 μg/L，在排除生理妊娠及药物影响后，即使影像检查无异常，也可诊断为催乳素瘤。血清催乳素在 200 μg/L 以下者，既往应用各种兴奋或抑制试验来鉴别是否为催乳素瘤。但由于这些动态试验并无特异性，且稳定性差，因而现在临床上更多依赖于高分辨率 CT 和 MRI 进行鉴别诊断。①对于闭经、不孕及月经失调患者，无论有否溢乳，均应做催乳素测定，以排除高催乳素血症。②对于催乳素异常增高的垂体肿瘤患者，应考虑垂体催乳素瘤。③催乳素兴奋或抑制试验可以区别催乳素水平增高是由于下丘脑、垂体功能失调还是由于垂体肿瘤导致的。④催乳素主要由垂体催乳素细胞分泌，其主要功能为生乳。免疫测定的催乳素水平是各种催乳素结构变异体水平的总和，因此应注意，催乳素的免疫测定水平与其生物学作用不一定平行，如催乳素正常者有溢乳而高催乳素者可无溢乳。

2.生长激素

(1)检测方法：放射免疫分析和化学发光免疫分析。

(2)标本：血清或尿液。

(3)参考范围：成人未激发的血生长激素(growth hormone，GH)浓度应＜4 μg/L；尿液 GH 浓度极低，这是因为血液循环中的 GH 仅有 0.01%会出现在尿液中。

(4)临床意义：无功能腺垂体瘤患者 GH 水平下降。

3.促甲状腺素

(1)检测方法：放射免疫分析、化学发光免疫分析、免疫放射分析和时间分辨免疫荧光法。

(2)标本：血清或血浆。

(3)参考范围：0.4～4.0 mU/L(免疫放射分析)。

(4)临床意义：促甲状腺素(thyroid stimulating hormone，TSH)测定是甲状腺功能评估的重要手段。若 TSH 浓度在参考范围内，临床上没有甲状腺功能亢进、甲状腺功能减退或其他类型甲状腺功能紊乱存在，无须再进行其他检查。无功能腺垂体瘤患者 TSH 水平下降。

4.促肾上腺皮质激素

(1)检测方法:放射免疫分析、化学发光免疫分析和时间分辨免疫荧光法。

(2)标本:血清或血浆。血浆采用塑料试管而不应用玻璃试管分装,2~8 ℃冷藏不应超过 48 小时。−20 ℃以下可长期保存。样品避免反复冻融。

(3)参考范围:0~18.9 pmol/L。

(4)临床意义:血清促肾上腺皮质激素(adrenocorticotropic hormone, ACTH)含量减少;血清 ACTH 含量呈昼夜节律性变化,一般早晨最高,午夜最低。与皮质醇同步测定时意义更大。

5.黄体生成素和卵泡刺激素

(1)检测方法:放射免疫分析、化学发光免疫分析和时间分辨免疫荧光法。

(2)标本:血清或血浆。

(3)参考范围。①黄体生成素(luteinizing hormone, LH):男性为 1.5~9.3 mU/mL;女性卵泡期为 1.9~12.5 mU/mL,排卵期为 8.7~76.3 mU/mL,黄体期为 1.5~16.9 mU/mL,绝经期 5.0~52.3 mU/mL。②卵泡刺激素(follicle-stimulating hormone, FSH):男性为 1.4~18.2 mU/mL;女性卵泡期为 2.5~10.4 mU/mL,排卵期为 3.4~33.4 mU/mL,黄体期为 1.5~9.1 mU/mL,绝经期为 23.0~116.3 mU/mL。

(4)临床意义:①LH 和 FSH 是鉴别卵巢性闭经与垂体及下丘脑性闭经的最有效方法。②高 FSH 提示卵巢功能减退。③LH 异常低下而 FSH 在正常下限可以诊断为垂体或下丘脑性闭经。④FSH、LH 和睾酮均低,提示下丘脑-垂体功能减退继发睾丸功能衰竭。

6.全垂体功能兴奋试验

(1)检查指征:任何疑为部分或完全性垂体前叶功能减退的患者。

(2)临床意义:在全垂体兴奋试验中观察到的激素反应与用每种释放激素进行的个别兴奋试验不同。因此,在全垂体兴奋试验中 TSH 的升高明显高于单个 TRH 试验。显然,各种释放激素的相互作用需要进一步阐明。

全垂体兴奋试验在诊断垂体功能亢进时没有价值,因为会出现个别释放激素的非特异效应。TRH 易导致肢端肥大症患者 GH 分泌兴奋,也可引起下丘脑-垂体性皮质醇增多症患者 ACTH-皮质醇分泌的兴奋。

在任何情况下,最终评价垂体前叶功能都必须考虑到外周激素水平。例如,低三碘甲状腺原氨酸(triiodothyronine, T_3)、甲状腺素(thyroxine, T_4)水平伴 TSH 正常符合继发性甲状腺功能减退;围绝经期 LH 和 FSH 正常表示促性腺激素分泌受损。

在垂体分泌的激素中,GH、ACTH 和催乳素的分泌有明显的昼夜节律,并且都是应激激素。其中 GH 和 ACTH 的临床取血时间应该为上午 8 时(空腹),并且在取血前应该在安静状态下休息半小时以上;而血清催乳素的取血时间应该在上午 10 时至下午 2 时之间,测定结果为催乳素谷值,这样的测定值可以反映患者非应激状态下的血清催乳素水平。

二、催乳素瘤

(一)疾病概述

1.定义

催乳素瘤是最常见的功能性垂体腺瘤,起源于分泌催乳素的腺垂体细胞,导致高催乳素血症。高催乳素血症可直接抑制垂体、性腺轴功能使女性患者出现月经紊乱、闭经和不孕,男性患者性功能减退和不育。

2.病因和发病机制

催乳素是由 198 个氨基酸组成的单个多肽链,催乳素分泌细胞占腺垂体细胞总数的 15%~20%。现认为,垂体的自身缺陷是催乳素瘤形成的起始原因,下丘脑调节功能紊乱起着允许和促进作用。在人类腺垂体肿瘤中已找到一些候选基因,其中与催乳素瘤有关的肿瘤基因有肝素结合分泌性转型基因、垂体瘤转型基因等。由于这些基因的变异,导致催乳素分泌细胞发生单克隆增生。在下丘脑-垂体激素调节紊乱等因素作用下,最终形成肿瘤。

3.临床表现

催乳素瘤所致高催乳素血症的临床表现因年龄、性别、高催乳素血症持续时间及肿瘤大小的差异而有所不同。肿瘤越大,催乳素水平越高,症状越明显。虽然尸检所发现的催乳素微腺瘤在流行病学上无性别差异,但临床催乳素瘤多见于女性且多为微腺瘤,多发生于 20~40 岁患者,而在男性多为大腺瘤。女性高催乳素血症患者的溢乳发生率为 30%~80%。有些育龄女性即使血清催乳素水平正常也可出现溢乳,故溢乳不是高催乳素血症的特有症状。但溢乳和闭经一起出现时,常可检测出高催乳素血症。

溢乳一般表现为乳腺触摸性泌乳,单侧或双侧、持续或间断。性腺功能减退几乎是慢性高催乳素血症患者的必有症状,也是患者就诊的主要原因。女性患者以继发性闭经最常见,常因和溢乳一起出现而被称为溢乳-闭经综合征。其他性腺功能减退的症状有经期缩短、经量稀少或过多、月经延迟及不孕。男性患者溢乳的发生率为14%～33%，一般表现为性欲减退、勃起功能障碍、男性不育症及精子数量减少。因发现时肿瘤往往已较大，多压迫正常垂体组织而有甲状腺、肾上腺、性腺功能减退；大腺瘤还可以压迫邻近组织而有视力减退、视野缺损、眼外肌麻痹等，甚至有颅内压增高的表现如头痛、呕吐等。有些催乳素微腺瘤虽然占位病变不明显，但患者也可出现头痛，原因不明。

催乳素瘤可以是混合性垂体腺瘤的一部分与其他腺瘤一起发生，临床常见的是GH与催乳素混合瘤。20%～40%肢端肥大症病例的血清催乳素水平升高，轻微催乳素水平升高是否为GH与催乳素混合瘤，临床不易诊断。

(二)检验诊断

所有病理性高催乳素血症患者在怀疑为催乳素瘤之前，必须先详细询问病史、体格检查及常规肝功能检查、肾功能检查以逐一排除药物性、应激性、神经源性及系统性疾病，其中尤其要排除原发性甲状腺功能减退。

1.基础催乳素测定

健康人清晨基础值＜20 μg/L，非催乳素瘤的高催乳素血症，催乳素很少＞200 μg/L。如＞200 μg/L则提示催乳素瘤的可能性大。为避免应激，可连续3天采血或同一天3次采血(每次相隔20分钟)，如此3次测定可排除脉冲峰值，有利于对高催乳素分泌的判断。

血清催乳素＞100 μg/L者高度考虑催乳素瘤；催乳素＞200 μg/L绝大多数为催乳素瘤；催乳素＜100 μg/L者多考虑高催乳素血症。

2.催乳素动态试验

当临床上考虑高催乳素血症可能，如血催乳素不升高或升高不明显时，应做催乳素动态试验以进一步明确诊断。

(1)TRH兴奋试验：静脉注射TRH。健康人注射后15～30分钟血中催乳素达峰值，为基础值2倍以上；催乳素瘤患者注射TRH后催乳素水平无明显进一步升高，或峰值延迟，升高在基础值1.5倍以下。

(2)氯丙嗪兴奋试验：氯丙嗪经受体转导，抑制去甲肾上腺素吸收和转化多巴胺功能，促进催乳素分泌。正常女性肌内注射25～50 mg后60～90分钟血催乳素水平比药物注射前升高1～2倍，持续3小时，而在垂体肿瘤时不升高。

(3)左旋多巴抑制试验：左旋多巴为多巴胺前体物，经脱羟酶作用生成多巴胺而抑制催乳素分泌。正常女性口服500 mg后2～3小时催乳素明显降低，垂体肿瘤时不降低。

(4)溴隐亭抑制试验：溴隐亭为多巴胺受体激动剂、强力抑制催乳素合成和释放。正常女性口服 2.5～5.0 mg 后 2～4 小时催乳素降低 50%以上，持续 20～30 小时。功能性高催乳素血症和催乳素腺瘤时下降明显，而 GH、ACTH 下降幅度低于前两者。

3.其他检验

临床怀疑催乳素瘤者除测定催乳素外，还应检测 LH、FSH、TSH、GH、ACTH、睾酮及雌激素。催乳素瘤患者长期高催乳素血症导致 LH、FSH 下降，睾酮及雌激素水平降低。有些混合性腺瘤除催乳素增高外，尚有其他腺垂体激素增多。大的催乳素瘤可压迫周围腺垂体组织引起一种或几种腺垂体激素分泌减少。

第二节　甲状腺疾病

一、甲状腺功能亢进症

(一)疾病概述

1.定义

甲状腺功能亢进症(简称甲亢)也称甲状腺毒症，是指甲状腺病态地合成和分泌过量甲状腺激素或因甲状腺外的某些原因导致血液循环中甲状腺素浓度过高，从而作用于全身组织而引起的一系列高代谢综合征。主要表现为多食、消瘦、怕热、多汗、心慌、激动、眼球突出、甲状腺肿大等。致体内甲状腺激素过多的原因多种多样，但无论是何种原因引起的甲状腺激素过多，临床上所表现的代谢异常是一样的，因此一般认为“甲亢”和“甲状腺毒症”这两个术语是通用的。但也有学者认为，甲亢是由于甲状腺本身合成并释放甲状腺激素过多所致，而甲状腺毒症则包括了所有原因引起的高甲状腺素血症。

甲亢是内分泌系统疾病中最常见的疾病，在众多致甲亢的病因中弥漫性甲状腺肿伴甲亢最多见，此类患者占全部甲亢患者的 80%以上，故通常所说的甲亢多指此病，因本病患者多数同时有高代谢综合征和甲状腺肿大，故称为毒性弥漫性甲状腺肿，又称 Graves 病。

2.病因和发病机制

甲亢的病因较多，根据不同的病因分为以下类型。

(1)Graves 病:属于自身免疫性疾病,与 TSH 受体抗体异常有关。

(2)毒性多结节性甲状腺肿:与结节自主性分泌过多甲状腺激素有关。

(3)自主性高功能甲状腺结节:腺瘤自主性分泌过多甲状腺激素。

(4)甲状腺癌(滤泡性甲状腺癌):癌肿组织自主性分泌过多甲状腺激素。

(5)新生儿甲亢:因母亲患有 Graves 病,其体内的 TSH 受体抗体通过胎盘进入胎儿体内,从而导致新生儿甲亢。

(6)碘甲亢:碘诱发甲状腺合成过多的甲状腺激素。

(7)垂体性甲亢:由于血液循环中 TSH 过高,对甲状腺造成过度刺激所致。

(8)人绒毛膜促性腺激素相关性甲亢:见于葡萄胎、绒毛膜上皮癌和妊娠呕吐。这三种患者血清人绒毛膜促性腺激素增高,人绒毛膜促性腺激素与 TSH 分子结构有同源性,可增高甲状腺兴奋活性。

(9)卵巢甲状腺肿伴甲亢:由于异位甲状腺激素产生。

(10)甲状腺炎性甲亢:继发于各种原因的甲状腺炎引起破坏性改变,甲状腺素过度释放,而甲状腺激素合成并无增加。又分为亚急性甲状腺炎、桥本甲状腺炎、放射性甲状腺炎、产后甲状腺炎。

(11)药源性甲亢:主要原因是有意或意外服用过量甲状腺激素。

3.临床表现

甲亢患者临床表现复杂多样,多数起病缓慢,难以确定发病日期,少数患者在精神创伤或感染后应激急性起病。临床表现不一,轻重差别甚大,病情轻者可与神经官能症相混淆,有的患者以心律失常、恶病质或肌肉疾病、突眼等为主要表现。临床上女性患者甲状腺肿大较明显,而男性患者则较女性为轻,女性心悸、情绪不稳定较多见,男性则多食易饥、消瘦、乏力较典型。甲亢患者典型的表现为甲状腺激素分泌过多所致的高代谢综合征、甲状腺肿和眼征,并可见精神、神经、心血管、肌肉、骨骼、生殖、造血等系统症状。应注意老年和小儿患者表现多不典型。典型甲亢病例常有下列表现。

(1)高代谢综合征:患者可表现为怕热、多汗,皮肤、手掌、面、颈、腋下皮肤红润多汗。常有低热,严重时可出现高热。患者常有心动过速、心悸、胃纳明显亢进,但体重下降,疲乏无力。

(2)甲状腺肿:很多患者以甲状腺肿大为主诉,呈弥漫性对称性肿大,质地不等、无压痛,吞咽时上下移动。部分患者甲状腺上下极可触及震颤,并可闻到血管杂音。少数患者的甲状腺肿大不对称,或肿大不明显。

(3)眼征。有以下几种:①眼睑裂隙增宽,少眨眼睛和凝视;②眼球内侧聚合困难或欠佳;③眼向下看时,上眼睑因后缩而不能跟随眼球下落;④眼向上看时,前额皮肤不能皱起。浸润性突眼指眼球显著突出,突眼度超过18 mm,少数患者仅有单侧突眼;临床表现为眼内异物感、胀痛、畏光、流泪、复视、斜视、视力下降;体检可见眼睑肿胀。结膜充血水肿,眼球活动受限,严重者眼球固定,眼睑闭合不全、角膜外露而形成角膜溃疡、全眼炎,甚至失明。

(4)其他:各系统如神经、心血管、消化、生殖和造血系统等出现相应的临床症状。

(二)检验诊断

甲状腺疾病主要是由于甲状腺功能紊乱引起的疾病。甲状腺的功能主要是通过检查甲状腺分泌的激素(即甲状腺激素)来判定。

甲状腺功能的判定也可通过一些功能性试验来证实,如三碘甲状腺原氨酸抑制试验(T_3抑制试验)、促甲状腺激素释放激素兴奋试验、甲状腺摄^{131}I率、过氯酸钾释放试验(高氯酸盐排泌试验)等。

1.血清总胆固醇测定

(1)检测方法:胆固醇氧化酶法。

(2)参考范围:成人2.8～5.2 mmol/L;儿童<4.4 mmol/L。

(3)临床意义:甲亢患者体内胆固醇合成增加,胆固醇分解排泄亦相应增加,由于胆固醇分解排泄大于合成,因而血清胆固醇水平会有所降低。这主要是因为甲状腺激素可促进脂肪合成和降解,以降解更为明显。甲亢时,过多的激素增加胆固醇转化为胆酸自胆汁经肠道排出,故血中胆固醇浓度降低;甲状腺功能减退时,血胆固醇常增高,主要是由于胆固醇分解代谢减慢,对甘油三酯和磷脂基本也是如此。甲状腺激素也可通过增强腺苷环化酶系统的影响和致敏组织对儿茶酚胺、生长素等脂肪动员激素的作用而促进脂肪降解。

2.血清甲状腺激素及促甲状腺激素

(1)检测方法:放射免疫分析、化学发光免疫分析、免疫放射分析和时间分辨免疫荧光法。

(2)标本:血清。标本在室温下放置不超过8小时,2～8 ℃冷藏不超过48小时,−20 ℃可保存1个月。避免反复冻融。

(3)临床意义:血清总甲状腺素(total thyroxine,TT_4)是判定甲状腺功能最基本的筛选指标。甲亢患者TT_4明显升高,可达正常时的2～3倍,符合率可达95%。血清总三碘甲状腺原氨酸(total triiodothyronine,TT_3)与TT_4常平行变化,但轻型甲亢及甲亢早期TT_4不如TT_3灵敏,TT_3升高较快,可达正常值4倍。

此外，TT_3测定是T_3型甲亢(TT_4正常而仅有TT_3增高)的一种特异性诊断指标，功能亢进性甲状腺瘤或多发性甲状腺结节性肿大患者，以及缺碘地区较多见此类型甲亢。缺碘时TT_3水平升高，是机体内环境自身调节机制所致，以维持正常甲状腺功能，是地方性甲状腺肿流行区甲状腺功能减退发病率相对较少的原因。缺碘地区甲亢患者，合成的甲状腺激素以需碘较少的T_3为主，故也常表现为T_3型甲亢。甲亢治疗过程中，TT_4反应最灵敏，当病情尚未达到临床控制标准前，TT_4已降至正常或偏低，此时TT_3仍可高于正常。当TT_4明显低于正常，而TT_3还未降低、TSH还未升高时，应及时调整药量，避免出现药物性甲状腺功能减退。甲亢复发时，以TT_3升高较早，故TT_3值升高可作为甲亢复发的先兆诊断指标。甲亢用^{131}I治疗后，若T_3值仍高，常提示治疗失败。故TT_3是早期观察甲亢治疗效果及停药后复发的灵敏指标。

TT_4、TT_3测定的结果受甲状腺激素结合球蛋白(thyroxine-binding globulin，TBG)浓度的影响甚大。当患者TBG浓度增高时，如妊娠、口服避孕药或雌激素、急性间歇性卟啉症、病毒性肝炎、家族性TBG增多症及口服奋乃静等，可使TT_4值增高；而使用雄激素、合成代谢类固醇、泼尼松、苯妥英钠和皮质醇增多症、肾病综合征、家族性TBG减少症、严重低蛋白血症及外科手术时，可使TT_4值下降，故当TBG浓度正常时，TT_4、TT_3能反映甲状腺功能状态，当TBG浓度或结合力有改变时，TT_4、TT_3测定不可靠，需同时测定血清游离甲状腺素(free thyroxine，FT_4)、血清游离三碘甲腺原氨(free triiodothyronine，FT_3)。血清FT_4与FT_3更能准确地反映甲状腺功能状态。

甲状腺功能改变时，TSH变化较T_3、T_4更迅速显著，血清TSH是反映下丘脑-垂体-甲状腺功能的敏感指标。甲亢患者血中过多的甲状腺激素抑制了垂体TSH的分泌，使血清中TSH低于正常甚至不能测出。临床上血清TSH水平明显降低，并结合血清T_3、T_4水平增高，基本上可确定为甲亢。但是有一种很少见的甲亢，其血清TSH水平增高，这种甲亢是垂体促甲状腺激素腺瘤所致，这是因为垂体促甲状腺激素腺瘤分泌过多的TSH，继而兴奋甲状腺，引起甲状腺激素合成分泌增多。

3.抗甲状腺球蛋白抗体测定

甲状腺球蛋白作为甲状腺激素的储存形式，主要存在于甲状腺内。因此，抗甲状腺球蛋白抗体是针对甲状腺的特异性自身抗体。

(1)检测方法：放射免疫分析、化学发光免疫分析、酶联免疫吸附试验和间接免疫荧光法。

(2)标本:血清。

(3)参考值和参考范围:成人正常值<0.3;间接免疫荧光法为阴性。

(4)临床意义:甲亢患者血清抗甲状腺球蛋白抗体升高,50%~90%的甲亢患者血清中可检出抗甲状腺球蛋白抗体。如果抗甲状腺球蛋白抗体长期持续阳性,且滴度较高,提示患者有发展为自身免疫性甲状腺功能减退的可能。

4.抗甲状腺过氧化物酶抗体测定

甲状腺过氧化物酶是甲状腺微粒体的主要有效成分,即甲状腺激素合成中的关键酶,参与碘的氧化、酪氨酸残基碘化及碘化酪氨酸的连接,它也是甲状腺特有的蛋白,因此抗甲状腺过氧化物酶抗体是针对甲状腺的特异性自身抗体。鉴于抗甲状腺微粒体抗体测定中使用的抗原不纯,可出现假阳性结果,目前一些实验室都已用抗甲状腺过氧化物酶抗体代替抗甲状腺微粒体抗体。

(1)检测方法:酶联免疫吸附试验、放射免疫分析和化学发光免疫分析。

(2)标本:血清。

(3)参考值和参考范围:成人正常值<0.2。

(4)临床意义:甲亢患者血清抗甲状腺过氧化物酶抗体升高,50%~90%的甲亢患者血清中可检出抗甲状腺过氧化物酶抗体。如果抗甲状腺过氧化物酶抗体长期持续阳性,且滴度较高,提示患者有发展为自身免疫性甲状腺功能减退的可能。

5.甲状腺刺激性抗体

甲状腺刺激性抗体又称甲状腺刺激性免疫球蛋白或促甲状腺素受体抗体。甲状腺刺激性抗体是一种甲状腺的自身抗体,在毒性弥漫性甲状腺肿自身免疫过程中产生,可以刺激甲状腺产生甲状腺激素,测定促甲状腺素受体抗体有利于对弥漫性毒性甲状腺肿发病机制的研究。目前,已知与甲状腺素受体有关的抗体:①甲状腺刺激性抗体;②甲状腺生长刺激免疫球蛋白;③甲状腺功能抑制抗体。

(1)检测方法:酶联免疫吸附试验和放射受体测定法。

(2)参考值:健康人群以甲状腺刺激性抗体指数<1.25 为正常上限。

(3)临床意义:用于临床诊断 Grave 病,80%~100%的毒性弥漫性甲状腺肿患者血中可检查到甲状腺刺激性抗体,而在其他类型的甲亢患者血中甲状腺刺激性抗体很少被查到。测定甲状腺刺激性抗体对鉴别各种类型的甲亢具有很高的价值,但须注意的是,少数毒性弥漫性甲状腺肿患者血中也检查不到甲状腺刺激性抗体,这可能是由于甲状腺刺激性抗体检测方法还不够灵敏,微量的甲状腺刺激性抗体不能检测出来。甲状腺刺激性抗体可作为甲亢和甲状腺功能减退病因鉴别，为Grave病的缓解、恢复或复发提供有效的监测指标。

6.甲状腺摄^{131}I率

甲状腺有吸收和浓集碘的能力。放射性核素^{131}I具有与普通无机碘相同的生化作用。口服^{131}I后大部分被甲状腺摄取而蓄积于甲状腺中，小部分未被甲状腺摄取的^{131}I即由尿中排出。^{131}I进入人体后被甲状腺摄取的速度及数量，取决于甲状腺的功能状态，甲亢时甲状腺摄取^{131}I的能力增强、速度加快，甲状腺功能减退时相反。利用这个原理，给受检查者一定量的放射性^{131}I，然后通过测定甲状腺部位的放射性计数可以计算出其甲状腺摄^{131}I速率和强度，从而作为判断甲状腺功能状态的一项指标。

(1)检测方法：盖革计数管测定法。

(2)参考范围：3、24小时值分别为5%～25%和20%～45%，高峰在24小时出现。

(3)临床意义：甲状腺摄^{131}I率主要用于甲亢的诊断，符合率达90%。甲亢者3小时＞25%，24小时＞45%，且高峰前移。由于本试验与甲亢病情不呈平行关系，且有些甲亢患者治疗后其摄^{131}I率仍显著提高，故不能作为病情轻重、演变和疗效观察的指标，但可用于不同病因甲亢的鉴别，如摄^{131}I率降低者可能为甲状腺炎伴甲亢、碘甲亢或外源激素引起的甲亢。甲状腺功能正常的缺碘性甲状腺肿摄^{131}I率也可增高，但一般无高峰前移，可作T_3抑制试验来鉴别。

由于甲状腺摄^{131}I率检查时间较长，受影响的因素较多。如果在做甲状腺摄碘率检查之前食入的碘较多，使甲状腺腺体内和血液中的碘增加，就不能再有效地吸收检查时所用的放射性^{131}I，因此可能出现摄^{131}I率结果偏低，不能反映甲状腺的功能状态。日常生活中，许多食物和药物均可抑制甲状腺对^{131}I的摄取功能，其抑制强弱和持续时间不一。一般使用时间越长，剂量越大，影响时间越长。在检查甲状腺摄^{131}I率之前应禁食含碘丰富的食物(如海带、紫菜、发菜、干贝、苔菜、海虾、海鱼等海产品)2～4周。如果服用含碘药物(如复方碘液、碘化锌、胺碘酮、碘含片)，应根据服药剂量大小、时间长短，停药2～3周或2～3个月才能做甲状腺摄^{131}I率检查。如果服用含碘中药(如海藻、昆布、香附、夏枯草、丹参、浙贝母、玄参、连翘、川贝母等)则需停药1个月以上。如果做过碘油造影，该患者在其后1～5年不宜做此检查。此外，甲状腺制剂药、抗甲状腺药物、泼尼松、含溴药物均可影响此检查结果，如果用了这些药物，则需停药2个月以上才可做甲状腺摄^{131}I率检查。孕妇及哺乳期女性禁用此项检查。

7.T_3抑制试验

健康人垂体-甲状腺轴呈反馈调节关系，故服用外源性 T_3后血中 T_3浓度升高，通过负反馈抑制内源性 TSH 合成与分泌，使甲状腺摄^{131}I 率较服药前明显降低，但弥漫性毒性甲状腺肿者由于存在病理性甲状腺刺激物，刺激甲状腺引起摄^{131}I 增高，甲状腺摄^{131}I 不受 T_3抑制。

(1)检查指征：用于鉴别甲状腺肿伴摄^{131}I 率升高是因甲亢还是单纯甲状腺肿所致。

(2)检测方法：测甲状腺摄^{131}I 率后，口服 20 mg 的 T_3，每天 3 次，连续六天，第 7 天再测摄^{131}I 率。

抑制率(%)=(第一次摄^{131}I 率－第二次摄^{131}I 率)/第一次摄^{131}I 率×100%

(3)临床意义：健康人及单纯甲状腺肿患者 T_3抑制试验摄^{131}I 率下降 50%以上，而甲亢患者不被抑制，故摄^{131}I 率下降<50%。个别患者摄^{131}I 率反而较服用 T_3前升高。

8.TRH 兴奋试验

TRH 是下丘脑合成及分泌的一种激素，可促进垂体促甲状腺激素的合成与分泌。TRH 的合成及分泌受血中甲状腺激素的调节。血中甲状腺激素增高(甲亢)可抑制下丘脑 TRH 的生成，继而使垂体促甲状腺激素生成减少，甲状腺激素增高也可以直接抑制垂体促甲状腺激素的生成。血中甲状腺激素减少(甲状腺功能减退)可以兴奋下丘脑 TRH，继而引起垂体促甲状腺激素生成增加，甲状腺激素减少还可以直接兴奋垂体促甲状腺激素的生成。TRH 是最早提纯并进行人工合成的下丘脑的一种神经肽类激素，无种属特异性，临床上可用人工合成的 TRH 进行试验，目前国内合成 TRH 已在临床应用。通过静脉注射 TRH，然后观察垂体 TSH 生成的多少来判断是甲亢、甲状腺功能减退还是健康人。

(1)检测方法：清晨静脉注射 200～1 000 μg 的 TRH，分别于注射前及注射后 15、30、60、90、120 分钟采血，测定 TSH。

(2)参考范围：健康人 TSH 水平较注射前升高 3～5 倍，高峰出现在注射后 30 分钟，可达 10～30 mU/L，并持续 2～3 小时。

(3)临床意义：典型甲亢患者的血清 T_3、T_4增高，反馈抑制垂体 TSH 释放，静脉注射 TRH 后各个时间血清 TSH 均无增高反应。亚临床甲亢患者的血清 T_3、T_4(包括 TT_3、TT_4、FT_3、FT_4)正常，血清 TSH 基本正常，静脉注射 TRH 后各个时间血清 TSH 均无明显增高，结合患者的症状和体征，这种结果提示患者可能为亚临床甲亢。弥漫性毒性甲状腺肿时，患者血清 T_4和 T_3浓度增高，通过直接负反馈，在垂体前叶阻断 TRH 的作用，因此静脉注射 TRH 后血清 TSH 无增高（无反应），若 TSH 升高（提示有反应）则可排除此种甲亢存在。TRH 试验无反应，在诊断甲亢前宜先排除垂体疾病或其他影响因素，TRH 试验的优点是省时，可在 2 小时内完成，不引起放射性核素进入体内，无服用甲状腺制剂引起的不良反应，尤其是对老年人及合并冠心病者安全适用，不会加重心脏病症状。

9.特殊检验项目

(1)甲状腺超声波检查、甲状腺放射性核素显像对甲亢的诊断也有相当重要的意义。

(2)甲状腺细针穿刺细胞学：甲亢患者的甲状腺细胞特征为胞核增大，空泡旁颗粒增多。

二、甲状腺功能减退症

(一)疾病概述

1.定义

甲状腺功能减退症（简称甲减）是由多种原因引起的体内甲状腺激素合成、分泌减少或生物效应不足所致的一组以机体代谢率降低为特征的临床常见内分泌疾病。

2.病因和发病机制

引起甲减的病因有多种，按其病变部位分为 3 类。

(1)原发性甲减：由于甲状腺本身病变引起的甲减称原发性甲减，临床上占甲减的 90%～95%。原发性甲减的主要病因如下。①自身免疫性甲状腺炎：包括桥本甲状腺炎、萎缩性甲状腺炎、亚急性淋巴细胞性和产后甲状腺炎。②甲状腺破坏：手术切除或放射治疗后引起。③缺碘或碘过量：碘缺乏使甲状腺激素合成原料不足致甲状腺激素合成减少；碘过量一方面可抑制甲状腺激素释放，另一方面会使原先隐匿的自身免疫性甲状腺炎加重。④抗甲状腺药：如碳酸锂、硫脲类药，该类药物能抑制甲状腺激素的合成。⑤遗传因素：如先天性甲状腺激素合成缺陷，包括甲状腺内的碘转运障碍、过氧化物酶活性缺乏、碘化酪氨酸偶联障碍、异常甲状腺球蛋白形成、甲状腺球蛋白水解障碍、脱碘酶缺乏等均会影响甲状腺激素的合成；如先天性甲状腺功能减退伴神经性耳聋称为彭德莱综合征。

(2)中枢性甲减：包括继发性甲减及三发性甲减。由于垂体疾病引起的 TSH 减少称为继发性甲减；由于下丘脑疾病引起的 TRH 的分泌减少称为三发性甲减。常见的垂体病变如下。①缺血性：如希恩综合征。②炎症性：如淋巴细胞性垂体炎、垂体脓肿、结核等。③肿瘤性：如垂体瘤、颅咽管瘤、脑膜瘤、异位松果体瘤、转移癌。④垂体部位手术或放射性照射史。⑤选择性 TSH 缺乏或生物活性异常。下丘脑疾病包括各种下丘脑部位占位性、浸润性病变，以及外伤、手术、放射性照射的损伤、先天缺陷等。

(3)周围性甲减：由 TSH 受体或受体后缺陷引起的甲减称 TSH 抵抗综合征。由甲状腺激素受体或受体后缺陷使甲状腺激素在外周组织发挥作用缺陷所致的甲减称为甲状腺激素抵抗综合征。

若甲减发生在胎儿或新生儿期则称为呆小病或克汀病，这类患者通常都有脑和骨发育障碍，表现为智力低下和发育迟缓。成年发病者称为成人甲减，重症称为黏液性水肿，患者常常有体重增加，脂肪大量沉积在体内及高脂血症等表现，有时容易与单纯性肥胖症发生混淆，需加以注意。

3.临床表现

(1)一般表现：易疲劳、怕冷、体重增加，面色苍白，眼睑和颊部非凹陷性水肿，表情淡漠，声音嘶哑，全身皮肤干燥、增厚、粗糙多脱屑，毛发稀疏，眉毛外1/3脱落，手脚掌呈萎黄色，少数患者指甲厚而脆裂。

(2)神经精神系统：记忆力减退、嗜睡、反应迟钝、智力低下、多虑、头晕、头痛、耳鸣、耳聋、眼球震颤、共济失调、腱反射迟钝、跟腱反射时间延长，重者可出现痴呆、木僵，甚至昏睡。

(3)心血管系统：心动过缓、心排血量减少、血压低、心音低钝、心脏扩大，可并发冠心病，但一般不发生心绞痛与心力衰竭，有时可伴有心包积液和胸腔积液。重症者发生黏液性水肿性心肌病。

(4)消化系统：厌食、腹胀、便秘；重者可出现麻痹性肠梗阻；胆囊收缩减弱而胀大，半数患者有胃酸缺乏，导致恶性贫血与缺铁性贫血。

(5)运动系统：肌肉软弱无力、疼痛、强直，可伴有关节病变如慢性关节炎。

(6)内分泌系统：女性月经过多，久病闭经，不孕症；男性勃起功能障碍，性欲减退。少数患者出现泌乳，继发性垂体增大。病情严重时，由于受寒冷、感染、手术、麻醉或镇静剂应用不当等应激可诱发黏液性水肿昏迷。表现为低体温(<35 ℃)，呼吸减慢，心动过缓，血压下降，四肢肌力松弛，反射减弱或消失，甚至发生昏迷、休克、肾衰竭。

(7)呆小病：甲减发生在胎儿或新生儿期时表现为表情呆滞，发音低哑，颜面苍白，眶周水肿，两眼距增宽，鼻梁扁塌，唇厚流涎，舌大外伸四肢粗短、鸭步。

(8)幼年型甲减：身材矮小，智力低下，性发育延迟。

（二）检验诊断

1.血常规、血生化检查

甲减患者血常规检查常有轻、中度贫血，属正细胞正色素性、小细胞低色素性或大细胞型；血糖正常或偏低，葡萄糖耐量曲线低平；血胆固醇、甘油三酯和β-脂蛋白增高；肌酸激酶、乳酸脱氢酶升高。

2.血清甲状腺激素及促甲状腺激素测定

（1）检查指征：既往有可能发生甲减的病史，临床上有甲减的征象。部分患者缺乏甲减的症状和体征，血中的甲状腺激素也在正常范围，仅血中 TSH 水平高于正常，属亚临床甲减。

（2）检测方法：放射免疫分析、化学发光免疫分析、免疫放射分析和时间分辨免疫荧光法。

（3）标本：血清。

（4）临床意义：甲减患者甲状腺分泌甲状腺激素减少，血中 TT_4 降低，诊断符合率可达 95%以上。诊断甲减 TT_4 比 TT_3 更灵敏可靠。甲减患者 TT_3 水平降低，但幅度不如 TT_4 明显。轻度甲减或甲减初期，FT_4 比 TT_4 变化更灵敏，同时伴 TSH 升高。典型的甲减患者 FT_3 降低，但变化不如 FT_4 明显。轻度甲减和亚临床甲减的诊断反三碘甲状腺原氨酸优于 T_3 和 T_4，但 TSH 升高仍为诊断甲减最灵敏的指标。

3.甲状腺自身抗体

慢性淋巴性甲状腺炎、亚急性甲状腺炎患者 TPOAb 和抗甲状腺球蛋白抗体测定大多为阳性或强阳性。TPOAb 和抗甲状腺球蛋白抗体测定主要是用来了解甲减是否由于自身免疫性甲状腺炎所致。此外，50%～90%的甲亢患者血清中可检出 TPOAb 和抗甲状腺球蛋白抗体，如果抗甲状腺球蛋白抗体长期持续阳性，且滴度较高，提示患者有进展为自身免疫性甲减的可能。

4.甲状腺摄 ^{131}I 率

甲减患者 24 小时最高摄 ^{131}I 率可降至 10%以下。

5.TRH 兴奋试验

对于原发性甲减患者，血清 T_4 水平低，使血清 TSH 值升高及垂体前叶对 TRH 的刺激反应增强。通常可根据血清 TSH 升高来诊断原发性甲减，但某些患者 TSH 的升高水平处于临界值，诊断仍难确定，进行 TRH 试验如属明显兴奋，则有助于诊断原发性甲减。对于继发性甲减患者，经 TRH 刺激后血清 TSH 明显升高者提示病变部位在下丘脑，如无升高则表示继发于脑垂体病，有 TSH 分泌缺乏。

6.过氯酸钾释放试验(高氯酸盐排泌试验)

健康人高氯酸离子易被甲状腺滤泡细胞的胞膜所摄取,如在给示踪量的放射性碘 60～120 分钟后,再给以过氯酸钾 10 mg/kg(或 250 mg/m^2)口服,则其可迅速阻滞甲状腺对放射性碘的摄取,因而在 5～10 分钟内使甲状腺吸取放射性碘的曲线变平。若患者存在碘的有机化系统的缺陷,则无机碘在甲状腺细胞内发生聚集。当高氯离子进入甲状腺细胞后,将在细胞内聚集的、未被有机化的碘离子置换"驱逐"出来,因而发生碘的"排泌"现象。但是,健康人的甲状腺细胞在摄取了无机碘以后,因迅速发生有机化作用,转变为碘酪氨酸,而无明显无机碘的聚集。因而不会发生碘的"排泌"现象。

(1)检测方法:受试者空腹口服示踪量的^{131}I(如同时给予氯化钾 15 μg/kg 体重或 300 μg/m^2 口服,能提高本试验的敏感性)后 1 或 2 小时,测量甲状腺部位的第一次摄^{131}I 率。继之口服过氯酸钾 400 μg,1 小时后再测摄^{131}I 率,甲状腺功能正常者,第二次测量的摄^{131}I 率较第一次无明显下降,当某些疾病使酪氨酸碘化受阻时,再次测量其摄^{131}I 率较第一次明显下降。

(2)参考范围:3 小时甲状腺排出率＜10%。

(3)临床意义:如果第二次摄^{131}I 率较第一次无明显下降(即 3 小时排出率＜10%),则示甲状腺的有机化功能正常。如果第二次摄^{131}I 率较第一次有明显下降,则提示甲状腺有机化功能存在缺陷,常见于彭德莱综合征、慢性淋巴细胞性甲状腺炎及碘化物性甲状腺肿等。

本试验在服用抗甲状腺药物(如硫脲类、甲巯咪唑、对氨基水杨酸、甲苯磺丁脲等),或服用^{131}I 治疗后的甲亢患者也可呈阳性反应。

第三节　肾上腺疾病

一、嗜铬细胞瘤

(一)疾病概述

1.定义

嗜铬细胞瘤是来源于肾上腺髓质和肾上腺外嗜铬组织的肿瘤,是内分泌性高血压的重要原因。肿瘤细胞分泌肾上腺素和(或)去甲肾上腺素,有的肿瘤分泌多巴胺，这些激素在血液循环中的浓度很高，可引起高血压及其他症状和体征。近年来，由于对本病的认识提高和诊断技术的进步，发现的病例数量也逐渐增多。嗜铬细胞瘤大多为良性，若能早期确诊，良性嗜铬细胞瘤患者经过手术治疗均可痊愈。若未被确诊，可能在分娩及外科手术时发生严重的儿茶酚胺过多的症状，甚至导致死亡。另外，长期未被确诊者可发生双目失明、卒中、心力衰竭及肾衰竭等。

2.病因和发病机制

嗜铬细胞瘤位于肾上腺者占 80%～85%，其中 70%～80%为单侧，5%～10%为双侧。15%～20%病例位于肾上腺外，包括腹主动脉旁、膀胱内、直肠后、胸内、颈部、颅内等。儿童嗜铬细胞瘤多呈双侧性，并有较多位于肾上腺外。肿瘤大小不一，其直径可为 1～25 cm 不等，但大多数直径为 3～5 cm，形状多为圆形或椭圆形。肿瘤较大时，瘤体内常有局灶性或大片状出血、坏死、囊性变和钙化。约 10%的肾上腺内肿瘤及 30%的肾上腺外肿瘤为恶性。恶性诊断标准为包膜浸润，血管内瘤栓的形成或有远处转移。有报道，在嗜铬细胞瘤中，原癌基因*RET* 突变致病者（*MEM-2A* ）达 7.8%。

嗜铬系统产生的重要生物活性物质统称儿茶酚胺，包括多巴胺、去甲肾上腺素和肾上腺素。肾上腺髓质分泌的肾上腺素多于去甲肾上腺素和多巴胺；而肾上腺髓质患嗜铬细胞瘤时则大多分泌去甲肾上腺素，次之为肾上腺素和多巴胺。交感神经节后纤维只分泌去甲肾上腺素和多巴胺。这是因为将去甲肾上腺素转变为肾上腺素的苯乙醇胺 N-甲基转移酶需要高浓度的泼尼松才能激活，只有肾上腺髓质及主动脉旁嗜铬体才具备此条件。

嗜铬细胞瘤除产生肾上腺素和去甲肾上腺素外，还可分泌一种水溶性蛋白——嗜铬粒蛋白和其他多种肽类激素，包括 ACTH、促肾上腺皮质激素释放激素、GHRH、降钙素基因相关肽、心房钠尿肽、舒血管肠肽、神经肽 Y 物质、生长抑素、肾上腺髓质素等。这些肽类激素可能引起嗜铬细胞瘤中一些不典型症状，如面部潮红、便秘、腹泻、低血压或休克等。

3.临床表现

嗜铬细胞瘤患者的临床表现主要是由大量儿茶酚胺作用于肾上腺素能受体所致，以心血管症状为主，兼有其他系统的表现。虽然嗜铬细胞瘤患者平素多有临床症状，但症状轻重不一。有的患者可以一直没有症状，直到死亡后尸检才发现有嗜铬细胞瘤。

(1)心血管系统表现：高血压是嗜铬细胞瘤患者最常见的临床症状，高血压的发作是阵发性、持续性或在持续性高血压的基础上阵发性加重。50%～60%的患者为持续性高血压,其中又有半数患者呈阵发性加重;40%～50%的患者为阵发性高血压。阵发性高血压是嗜铬细胞瘤患者的特征性表现。发作时血压骤升,收缩压可达 26.7～40.0 kPa(200～300 mmHg),舒张压可达 20.0～24.0 kPa(150～180 mmHg)。高血压发作时伴有头痛、心悸、多汗,头痛常常较剧烈,呈炸裂样,主要因血压高所致;心悸常伴有胸闷、憋气、胸部压榨感或濒死感;有的患者平时怕热及出汗多,发作时则大汗淋漓、面色苍白、四肢发凉。

发作持续的时间短则几分钟,长者可达数天,发作次数渐频,可由数月发作一次逐渐缩短为每天发作数次,可于情绪激动、体位变换、扪压肿瘤、活动、排大小便或灌肠时发作,抽烟、饮酒及长期饥饿也可以诱发。高血压发作时,患者可出现眼底出血、渗出、视盘水肿以致失明;严重时可发生卒中或严重心、肾并发症,甚至危及生命。

大多数未治疗的持续性高血压及儿茶酚胺水平增高的嗜铬细胞瘤患者常出现明显的直立性低血压,其原因可能与循环血容量减少、肾上腺能受体出现降调节、自主神经功能受损致反射性外周血管收缩障碍等有关。本病可发生血压升高和降低反复交替发作,血压大幅度波动,时而急剧增高,时而骤然下降,甚至出现低血压休克。

大量儿茶酚胺可引起儿茶酚胺性心肌病,伴心律失常,如期前收缩、阵发性心动过速以致心室纤颤。部分患者可发生心肌退行性变、坏死、炎症性改变。

(2)其他临床表现:患者基础代谢率增高、多汗,也可出现糖耐减退或糖尿病;因肿瘤分泌血管活性肠肽、血清素可致腹泻以及低血钾;因分泌甲状旁腺激素样物质可致高钙血症;因分泌红细胞生成素使红细胞增多。另外,本病患者胆石症发生率较高,与儿茶酚胺使胆囊收缩减弱、胆道口括约肌张力增强引起胆汁潴留有关。患者还可伴发甲状腺髓样癌或多发性内分泌腺瘤病。

(二)检验诊断

嗜铬细胞瘤能自主分泌儿茶酚胺,包括肾上腺素、去甲肾上腺素。肾嗜铬细胞瘤患者的所有病理生理基础均与肿瘤的这一分泌功能有直接的关系。嗜铬细胞瘤的实验室检查包括血或尿中儿茶酚胺类物质及其代谢产物的测定,以及功能试验。

1.血、尿肾上腺素和去甲肾上腺素

(1)测定方法:高效液相层析法、毛细管电泳法。

(2)标本:血浆或 24 小时尿。收集血液于冷冻并加有抗氧化剂和肝素的试管内，置冰浴中转送，尽快低温离心分离血浆进行测定；24 小时尿标本应以浓盐酸防腐，及时送检。

(3)参考范围：血浆肾上腺素为 0.164～0.546 pmol/L，去甲肾上腺素为 0.177～2.360 pmol/L；尿去甲肾上腺素为 89～472 pmol/24 h，尿肾上腺素为 0～109 pmol/24 h。

(4)临床意义：血和尿中的肾上腺素和去甲肾上腺素，特别是肾上腺素是肾上腺髓质功能的标志物。由于肾上腺髓质主要释放肾上腺素和去甲肾上腺素，其中肾上腺素约为去甲肾上腺素的 4 倍，仅分泌微量多巴胺。血液及尿中的肾上腺素几乎全部来自肾上腺髓质分泌，去甲肾上腺素、多巴胺则还可来自其他组织中的嗜铬细胞和未被摄取的少量神经递质。血浆和尿中儿茶酚胺显著升高可有助于嗜铬细胞瘤诊断。如果肾上腺素升高幅度超过去甲肾上腺素，则支持肾上腺髓质嗜铬细胞瘤的诊断。若继发性高血压患者血压波动较大，有典型高血压发作状态，怀疑为嗜铬细胞瘤，可测血、尿儿茶酚胺(肾上腺素和去甲肾上腺素)予以鉴别诊断。但应与心绞痛、不稳定型原发性高血压、绝经期综合征、甲亢及伴有阵发性高血压的脑瘤、急性卟啉病、铅中毒等相鉴别。

血儿茶酚胺在非发作期也不一定能为诊断提供依据，而 24 小时尿儿茶酚胺已出现明显异常。但尿儿茶酚胺特异性较低，仅作筛选之用，建议配合血儿茶酚胺一并检测。多数降压药都可能影响儿茶酚胺类激素释放，故在采血前 3～7 天应停用降压药。儿茶酚胺增高的假阳性是由于外源性儿茶酚胺及有关药物如甲基多巴、左旋多巴、拟交感神经药、吗啡等，这些药物可使儿茶酚胺排泄增多长达 2 周以上。受交感神经肾上腺系统刺激，低血糖、精神紧张、伴随颅内压增高的中枢神经系统疾病及可乐定撤药综合征等情况下，内源性儿茶酚胺亦可增加尿中儿茶酚胺的排泄，也可导致假阳性。

血浆和尿儿茶酚胺类激素测定除受所用方法影响外，检测前因素的影响更突出。肾上腺素和去甲肾上腺素都是主要的应激激素，任何应激状态包括对穿刺取血的恐惧、体位改变都可导致其大量释放，如由卧位突然变为立位，血中肾上腺素和去甲肾上腺素会立即升高 2～3 倍。离体标本中的肾上腺素和去甲肾上腺素都极易被氧化破坏，采血后若不立即分离红细胞，室温下 5 分钟内肾上腺素和去甲肾上腺素浓度将迅速下降。因此，推荐在清晨未起床前空腹插入留置式取血导管后，至少让患者保持安静平卧半小时以上。

2.尿甲氧-4-羟杏仁酸

(1)测定方法：比色法、毛细管电泳法、高效液相电化学法。

(2)标本:24 小时尿。

(3)参考值:①直接香草醛比色法。儿童 0～10 天<5 μmol/24 h,10 天～24 个月<10 μmol/24 h,24 个月～18 岁<25 μmol/24 h;成人 10～35 μmol/24 h。②重氮化对硝基苯胺显色法:成人 17.7～65.6 μmol/24 h。

(4)临床意义:①体内儿茶酚胺除小部分不经代谢由尿排出外,大部分经降解代谢后排出。儿茶酚胺的降解代谢途径,约 1/3 可先经单胺氧化酶的作用变为 3,4-二羟苦杏酸;2/3 最后转变为 3-甲氧-4 羟苦杏仁酸,又称香草基扁桃酸,由尿排出。②香草基扁桃酸(vanillylmandelic acid,VMA)排泄量增多主要见于嗜铬细胞瘤。高血压患者如果血压波动较大,有典型高血压发作状态,怀疑嗜铬细胞瘤者,除可测血、尿儿茶酚胺浓度外,检测发作期 24 小时尿 VMA 量(最好连续测定 3 天)可提高阳性率、有助于临床诊断。在非发作期,尿 VMA 排泄量可正常或微偏高。VMA 作为儿茶酚胺激素的最终代谢产物,由于存在一定的假阴性和假阳性率,故并不作为筛查嗜铬细胞瘤的常用指标。

3.血 3-甲氧基肾上腺素和 3-甲氧基去甲肾上腺素

(1)测定方法:高效液相层析电化学;比色法。

(2)标本:血浆。

(3)参考范围:血 3-甲氧基肾上腺素(metanephrine,MN)为 14.0～90.0 pg/mL;血 3-甲氧基去甲肾上腺素(normetanephrine,NMN)为 19.0～121.0 pg/mL。

(4)临床意义:①嗜铬细胞瘤内含有儿茶酚-O-甲基转移酶,这种酶能在肿瘤内将肾上腺素和去甲肾上腺素转换成 MN 和 NMN,且不受外周血液循环中儿茶酚胺激素的影响。血浆 MN 能反映肿瘤细胞产生的游离代谢产物,检测方便,不受肾功能影响,而血浆儿茶酚胺激素(肾上腺素、去甲肾上腺素)较易受情绪、药物等影响。②嗜铬细胞瘤患者血、尿 MN 和 NMN 均明显增高,部分原发性高血压患者也可增高,但幅度低于嗜铬细胞瘤患者。

4.尿 MN 和 NMN

(1)检测方法:高效液相层析电化学;比色法。

(2)标本:24 小时尿。

(3)参考范围:尿 MN 为 0.4～0.5 mg/24 h;尿 NMN 为 0.6～0.9 mg/24 h。

(4)临床意义:同血 MN 和血 NMN,特异性稍低。

5.介入法分段静脉取血测定

血浆儿茶酚胺的梯度变化是诊断和定位嗜铬细胞瘤的敏感方法,对 B 超、CT 扫描等方法未能定位而疑诊为嗜铬细胞瘤的患者,以及异位、多发或转移嗜铬细胞瘤的定位是一种"金标准"。在肿瘤部位附近腔静脉血浆儿茶酚胺浓度最高，形成峰值，越邻近肿瘤部位，血浆儿茶酚胺浓度越高，此指标可提供肿瘤定位。此法不但能对腹部肿瘤定位，还可确定胸和颈部的肿瘤，尤其是肾上腺外（异位）肿瘤的定位。有些肾上腺内嗜铬细胞瘤可同时分泌去甲肾上腺素和肾上腺素，而肾上腺外除个别患者外只能分泌去甲肾上腺素。因此，分别测定血浆去甲肾上腺素和肾上腺素有助于肿瘤位置的判定。

介入法分段静脉取血测定血浆儿茶酚胺水平定位嗜铬细胞瘤为创伤性检查，费用较高，而且需要一定的插管经验，插管时要严格监护患者血压和脉搏，取血时要精确定位，难度较大，有一定的局限性。但当临床确诊为嗜铬细胞瘤，B超及CT扫描等方法定位检查为阴性时，该方法可辅助确定部位。

6.冷加压试验

（1）检测方法：受试者试验前应卧床30分钟，测血压数次，直至血压稳定时，将患者左手至腕部浸入4 ℃冰水中，持续1分钟。从左手接触冰水开始，每30秒测定血压1次，直至血压恢复到原来水平时试验终止。

（2）临床意义：高反应者收缩压升高2.6～4.0 kPa以上，舒张压升高2.0～3.3 kPa以上。高反应主要见于原发性高血压（82.1%），也见于部分健康人（26.1%），但血压波动很少＞5.3 kPa。不稳定型高血压及原发性高血压患者血压上升至平时波动的最高水平，其程度超过药物激发试验。嗜铬细胞瘤患者最高血压较其发作时及药物激发试验时的血压水平为低。

本试验用于嗜铬细胞瘤的鉴别诊断，另外此试验还是胰高血糖素试验的基础。对可疑嗜铬细胞瘤的患者，应同时测定血、尿儿茶酚胺及其代谢产物的水平，并合理选择其他药理学试验，如胰高血糖素试验、酚妥拉明试验、可乐定试验等，综合做出判断。血压超过21.3/13.3 kPa的患者，不宜做冷加压试验。

7.组胺试验

（1）检测方法：先做冷加压试验，冷加压前后进行血压测定，待血压恢复至冷加压前水平，将磷酸组胺0.07～0.14 mg（相当组胺基质0.025～0.050 mg）加入2 mL生理盐水迅速静脉注射（一般先用0.01 mg），亦可用胰高糖素0.5～1.0 mg激发试验。注射完后每分钟测量同侧上壁血压共5次，以后每2分钟测1次至恢复基础血压。

（2）临床意义：用于嗜铬细胞瘤高血压非发作期的进一步检查。磷酸组胺能促进儿茶酚胺释放，使血压升高，因此本试验有一定危险性，若年龄较大或原来血压偏高的患者，不宜行此试验。试验前应配备酚妥拉明，并建立静脉通道。静脉注射后较静脉注射前血压升 8.0/4.0 kPa 或血压较冷加压试验时的最高血压升高 2.5/1.5 kPa 以上为阳性结果。因组胺试验有较大危险性，可引起严重高血压，导致心、脑血管意外，甚至患者死亡，近年来已不采用，并被胰高糖素试验所取代。

8.酪胺试验

(1)试验方法：取酪胺 1 mg 静脉注射。

(2)临床意义：酪胺可促使嗜铬细胞瘤患者贮存的儿茶酚胺释放，收缩压升高＞2.7 kPa，提示嗜铬细胞瘤。由于有 3%的假阳性，以及家族性嗜铬细胞瘤患者会出现较多假阴性，且有一定的危险性，目前很少使用。

9.胰高糖素试验

(1)试验方法：受试者于试验前停服所有药物，空腹 10 小时以上，在冷加压试验后待患者血压下降至基础值时，或血压正常者保持安静平卧状态下，于一侧上臂测血压，另一侧行静脉穿刺并点滴生理盐水以保持静脉通道，待血压稳定后，快速静脉注射胰高糖素 1 mg，分别于注射前及注射后 2～3 分钟采集血标本，测定儿茶酚胺浓度，并在 10 分钟内每分钟测一次血压、心率。

(2)临床意义：本法对嗜铬细胞瘤诊断特异性几乎为 100%，灵敏度为 81%。本法禁用于基础血压超过 22.7/13.3 kPa(170/100 mmHg)和伴有糖尿病者。为预防血压升高，可于试验前 60～90 分钟时口服哌唑嗪或硝苯地平；同时应准备酚妥拉明，如注射胰高糖素后血压很快升高，则立即静脉注射酚妥拉明 5 mg 以阻断高血压发作。

因胰高血糖素仅刺激嗜铬细胞瘤分泌儿茶酚胺(包括去甲肾上腺素、肾上腺素、多巴胺)，而对正常肾上腺无此作用，故注药后 3 分钟内，血浆儿茶酚胺浓度如增加 3 倍以上或去甲肾上腺素＞11.8 nmol/L，血压较冷加压试验最高值增高 2.7/2.0 kPa(20/15 mmHg)以上时为阳性反应，可诊断嗜铬细胞瘤。如注射胰高血糖素后血浆儿茶酚胺浓度不增高，则有助于在疑难病例中排除嗜铬细胞瘤。

10.酚妥拉明试验

(1)试验方法：试验时静脉注射酚妥拉明 5 mg。注射完后每分钟测量同侧上臂血压，共 5 次，以后每 2 分钟测 1 次直至恢复基础血压。

(2)临床意义：酚妥拉明是 α 受体阻断剂，对持续性高血压型或阵发性高血压型发作的嗜铬细胞瘤患者具有明显的降压效果，健康人于注射后 2 分钟内血压下降＜4.7/3.3 kPa。嗜铬细胞瘤患者 2 分钟内血压下降＞4.7/3.3 kPa，并持续 3～5 分钟以上。原发性高血压患者的血压可稍下降，但未能达到上述数值，少数可升高,有助于本病的诊断和鉴别诊断。

由于有的嗜铬细胞瘤患者在注射酚妥拉明后可出现低血压反应,为防止意外,可先注射 1 mg 酚妥拉明观察血压变化,如无明显下降再按上述剂量使用。

此试验是嗜铬细胞瘤药理试验之一,应根据临床情况,选择恰当的药理试验及激素、激素代谢产物的测定,才能确诊。

当患者血压高于 22.7/14.7 kPa 时才做此试验。试验前应用降压药、镇静药、麻醉性镇痛药者及尿毒症者可出现假阳性。试验时应固定测量一侧血压,以避免因两侧血压差异引起的误差。

11.可乐定试验

(1)试验方法:患者安静平卧,先行静脉穿刺并保留针头以备采取血标本,于30 分钟时采血作为儿茶酚胺对照值,然后口服可乐定 0.3 mg,分别于服药后 1、2、3 小时取血测定儿茶酚胺水平。

(2)临床诊断价值和评价:可乐定是作用于中枢的 α_2 肾上腺素能激动剂,能抑制神经源性因素引起的儿茶酚胺释放,而对嗜铬细胞瘤患者升高的儿茶酚胺无明显抑制作用。此试验安全,适用于基础血浆儿茶酚胺水平异常升高的患者。

服药后大多数高血压患者的血压可下降,而健康人及原发性高血压患者的血浆儿茶酚胺水平可被抑制到正常范围或抑制至少 50%,大多数嗜铬细胞瘤患者血浆儿茶酚胺水平却不被抑制。但是也有个别嗜铬细胞瘤患者服可乐定后血浆儿茶酚胺正常或非嗜铬细胞瘤患者血浆儿茶酚胺不被抑制,在这些患者中如同时做胰高血糖素试验,则可帮助进行诊断。在试验中偶见血压明显下降者,需予以治疗。试验前应停用降压药,试验过程中应密切观察血压变化。由于除可乐定外,多种降压药、三环类抗抑郁药亦可干扰本试验,故需停用上述药物及可乐定 12 小时以上再进行本试验。

二、原发性醛固酮增多症

(一)疾病概述

1.定义

醛固酮增多症分为原发性和继发性两大类。原发性醛固酮增多症指肾上腺皮质自主性分泌过多醛固酮,病因多数为单侧肾上腺腺瘤,较少为双侧肾上腺皮质增生。继发性醛固酮增多症的病因在于肾上腺皮质以外的因素,如血容量减少或肾脏缺血等原因引起肾素-血管紧张素系统活动增强,导致继发性醛固酮分泌增多。

2.病因和发病机制

(1)醛固酮瘤:占原发性醛固酮增多症的35%,以单侧肾上腺腺瘤最多见,双侧或多发性腺瘤较少,本病患者可为一侧腺瘤伴对侧增生。腺瘤直径多为1~2 cm,有完整包膜,切面呈金黄色,腺瘤同侧和对侧肾上腺组织可以正常、增生或伴结节形成,亦可发生萎缩。醛固酮瘤的成因不明,患者血浆醛固酮浓度与血浆ACTH的昼夜节律平行,而对血浆肾素的变化无明显反应。在产生醛固酮腺瘤中有一种特殊类型,称为肾素反应性腺瘤,此种腺瘤在立位动态试验中的反应不同于一般醛固酮腺瘤,而与特发性增生型原发性醛固酮增多症相同,即立位所引起的血浆肾素变化使血醛固酮明显升高。

(2)特发性醛固酮增多症:近年来国内、外文献报道的特发性醛固酮增多症有增多趋势,约占本病60%。特发性醛固酮增多症患者肾上腺病变为双侧球状带细胞增生,有时可伴有结节。低血钾较轻,血浆肾素活性不如醛固酮瘤患者那么低,立位时稍见升高。肾上腺全切除不能治愈特发性醛固酮增多症的高血压,而醛固酮瘤切除后血压可很快降至正常。特发性醛固酮增多症病因不明,发病机制可能是由某种肾上腺外的可兴奋醛固酮分泌的因子所引起;另一种看法认为,特发性醛固酮增多症是患者对血管紧张素Ⅱ敏感性增高的结果。有一种特殊类型,称为原发性增生,其病理变化为双侧性肾上腺结节样增生,在病理生理上却不同于伴肾上腺增生的特发性醛固酮增多症而类似腺瘤,对兴奋肾素-血管紧张素系统的试验及抑制性试验均无反应。

(3)糖皮质激素可抑制性醛固酮增多症:是一种特殊类型的原发性醛固酮增多症,较罕见,约占1%。有显著的家族发病倾向,可能为常染色体显性遗传,肾上腺呈大、小结节性增生,血浆醛固酮浓度与血浆ACTH的昼夜节律平行,用生理替代性的糖皮质激素数周后可使醛固酮分泌量、血压、血钾恢复正常。有分子生物学研究方面的学者认为,其与醛固酮合成酶基因的异位表达有关,导致产生一种11β-羟化酶-醛固酮合成酶嵌合体。正常时醛固酮合成酶在肾上腺小球状带表达,11β-羟化酶在束状带表达,后者受ACTH兴奋性调控。上述嵌合型基因的形成导致醛固酮合成酶在束状带异位表达,并受ACTH的调控。

(4)醛固酮癌:肾上腺癌引起原发性醛固酮增多症者少见。肿瘤在组织学上与腺瘤的区别是在整个肿瘤内有特征性的厚壁血管。癌组织除分泌大量醛固酮外,往往还分泌其他激素,造成混合性征群。患者血醛固酮可异常增高,而且对立卧位、ACTH兴奋均无反应。癌的体积甚大,直径常超过6 cm。

(5)异位醛固酮分泌腺瘤或癌:很罕见,可发生在肾、肾上腺的其余部分或卵巢。

3.临床表现

原发性醛固酮增多症的发展可分为以下阶段:①早期,即仅有高血压期,此时无低血钾症状,醛固酮分泌增多及肾素系统受抑制;②高血压、轻度钾缺乏期,血钾轻度下降或呈间歇性低血钾或在某种诱因下出现低血钾;③高血压、严重钾缺乏期。

原发性醛固酮增多症的主要临床表现如下。

(1)高血压:为最常出现的症状,一般不呈恶性演进,少数可表现为恶性进展,随着病情进展,血压渐高,大多数在 22.7/13.3 kPa(170/100 mmHg)左右,高时可达 28.0/17.3 kPa(210/130 mmHg)。

(2)钾耗损:大量醛固酮作用于肾远曲小管,使钠重吸收和钾排泄增加,钾从尿中丢失,尿钾增高,血清钾下降。低血钾可引起以下临床表现:肌无力及周期性瘫痪,血钾愈低,肌肉受累愈重;心律失常,可为期前收缩或阵发性心动过速,严重时可出现心室颤动;夜尿多、烦渴,由于长期严重缺钾,肾小管空泡变性造成肾浓缩功能障碍。

(3)碱中毒:细胞内大量钾离子丢失后,钠、氢离子从细胞内排出的能力下降,导致细胞内钠、氢离子增加,细胞内 pH 下降;细胞外液氢离子减少,pH 升高,出现代谢性碱血症。细胞外液碱中毒时,游离钙减少,可出现肢体麻木及手足搐搦。

(4)其他:儿童患者有生长发育障碍,与长期缺钾等代谢紊乱有关。缺钾时胰岛素释放减少、作用减弱,可出现糖耐量减低。糖皮质激素可抑制性醛固酮增多症患者多数有家族史,常在青少年时发病,有明显的遗传倾向,儿童期发病则影响其生长发育。

(二)检验诊断

原发性醛固酮增多症患者醛固酮分泌过多可造成肾小管对钠离子的重吸收和钾离子排出的增加,引起水钠潴留及低血钾。血尿醛固酮测定值增高是本病的特征性表现和诊断的关键指标,但多种因素会影响其测定值,因此血肾素、血管紧张素Ⅱ测定、螺内酯试验、低钠试验、高钠试验等可用于辅助诊断。

1.血(尿)钠、钾、血气分析

(1)大多数患者出现低血钾、高尿钾、高血钠。血钾多为 2～3 mmol/L,严重者更低,可低至 1.5 mmol/L 以下,低血钾多呈持续性。血钾＜3.5 mmol/L,尿钾>25 mmol/L，血钾<3 mmol/L，尿钾>20 mmol/L，提示尿路失钾。血钠一般在正常高限或略高于正常。

(2)碱血症：血 pH 和二氧化碳结合力为正常或高于正常。持续性或间歇性低钾血症，血钠在正常范围上界或稍高，血 pH 轻度升高，尿 pH 中性或偏碱。尿钾增多，经常超过 25 mmol/24 h(胃肠道丢失钾所致低钾血症者，尿钾均低于 15 mmol/24 h)，肾脏浓缩功能减退，夜尿多>750 mL。唾液钠/钾比例<1，如<0.4，则有醛固酮增多症的诊断意义(健康人唾液钠/钾比例>1)。

2.血浆肾素、血管紧张素Ⅱ测定

(1)检测方法：放射免疫法、高效液相-荧光检测法、酶联免疫吸附法。

(2)标本：血浆。首先在清晨静卧 4 小时后采血，测定基础值。继而患者立位 4 小时，并肌内注射呋塞米 20 mg，测血肾素活性和血管紧张素Ⅱ水平。肘静脉取血 5 mL，拔出针头后注入酶抑制剂抗凝管中(采血管应有盖或塞)，将管口封好后上下颠倒数次，混匀后即刻放入冰水浴中或 4 ℃冰箱中 1～2 小时，取出后 4 ℃离心，分离血浆。

(3)临床意义：醛固酮/肾素活性的比值是目前最可靠的原发性醛固酮增多症筛查实验室指标。目前大多数学者提出用血浆醛固酮浓度(plasma aldosterone concentration，PAC)与血浆肾素活性(plasma renin activity，PRA)的比值(PAC/PRA)来鉴别原发性醛固酮增多症或原发性高血压，如 PAC/PRA >25，高度提示原发性醛固酮增多症的可能；而 PAC/PRA>35，则可确诊原发性醛固酮增多症。如果同时满足 PAC/PRA>30 且 PAC>20 ng/dL，其诊断原发性醛固酮增多症的灵敏性为 90%，特异性为 91%。但是腺瘤患者醛固酮分泌也具有波动性，因此计算 PAC/PRA 比值时，最好采用立位 2 小时测定值，其诊断符合率较卧位值高。

患者清晨静卧 4 小时后测定 PRA 和血管紧张素Ⅱ水平均明显低于正常范围。立位 4 小时后测血 PRA 和血管紧张素Ⅱ水平，两者均无显著升高。健康人两者均显著升高。原发性醛固酮增多症患者血浆醛固酮水平增高而 PRA、血管肾张素Ⅱ均降低，在低钠饮食、利尿剂及站立体位等因素刺激下，PRA 也可无明显升高。

肾素分泌呈周期性变化，高钠饮食时 PRA 分泌减少，低钠饮食时 PRA 分泌增多；同一体位时早晨分泌量最多，中午至下午分泌量最少；肾素的分泌随年龄增加而减少；成年女性卵泡期最少，黄体期最多，并随年龄增加分泌量减少。

3.血、24 小时尿醛固酮

(1)检测方法:放射免疫法。

(2)标本:血清,血浆;24 小时尿液,留取 24 小时尿液,内加浓盐酸 10 mL 防腐。

(3)临床意义:①血浆中醛固酮含量存在昼夜节律性分泌,一般晨起之前血浆中醛固酮水平最高。原发性醛固酮增多症表现为血浆醛固酮明显增高,增生型原发性醛固酮增多症患者立位时醛固酮明显增加。说明增生型患者醛固酮对肾素血管紧张素反应增强,而醛固酮瘤患者立位时增加不明显,甚至下降。原发性醛固酮增多症患者血、尿醛固酮均明显增高,可为参考值的 2～4 倍。②部分原发性醛固酮增多症与原发性高血压患者的 PAC 有重叠,因此,仅用 PAC 作为筛选试验具有局限性。③继发性醛固酮增多症如肾性高血压、先天性醛固酮增多症、充血性心力衰竭、肾病综合征、肝硬化腹水和肾素瘤等均可引起继发性醛固酮增多症,与原发性醛固酮增多症鉴别有赖于血浆肾素活性和血管紧张素水平的测定。④24 小时尿醛固酮,醛固酮降解后的主要产物为四氢醛固酮,均从尿中排出,其水平分别与卧位、立位血醛固酮以及卧位、立位醛固酮/肾素活性比值有较好的相关性。

4.18-羟皮质酮

(1)检测方法:放射免疫分析、高效液相色谱。

(2)标本:血浆或 24 小时尿液。

(3)参考范围:①血浆为 115～550 ng/L;②尿液为 1.5～6.5 μg/24 h。

(4)临床意义:18-羟皮质酮为盐皮质激素,其分泌功能受 ACTH 和肾素-血管紧张素系统双重调节,生物效应主要为潴钠排钾。该结果对鉴别原发性醛固酮增多症病理类型有重要价值。腺瘤型原发性醛固酮增多症患者血浆 18-羟皮质酮较增生型原发性醛固酮增多症高;上午立位 4 小时,腺瘤型患者血浆 18-羟皮质酮明显下降,而增生型患者明显上升。原发性醛固酮增多症患者的血浆 18-羟皮质酮水平升高,醛固酮腺瘤患者可见浓度＞1 000 ng/L;特发性醛固酮增多症患者仅为 550～1 100 ng/L。

5.18-羟皮质醇

(1)检测方法:放射免疫分析、高效液相色谱。

(2)标本:血清或血浆。

(3)参考范围:成人普通饮食为 36～168 ng/L;钠钾平衡饮食(上午 8 时)为 36～105 ng/L。

(4)临床意义:普遍认为,18-羟皮质醇来源于肾上腺。研究发现,体外 18-羟皮质醇与糖皮质激素和盐皮质激素受体的亲和力约为 0.1%,18-羟皮质醇本身无生理活性。国外关于原发性醛固酮增多症的研究发现,血浆 18-羟皮质醇水平在糖皮质激素可抑制性醛固酮增多症患者中可升高至正常值的 20～40 倍,腺瘤患者升高 2～10 倍;尿液的含量在糖皮质激素可抑制性醛固酮增多症患者可升高 5～10 倍,腺瘤可升高 1.5～4.0 倍;而特发性醛固酮增多症的水平与正常值相重叠。原发性醛固酮增多症 3 种亚型的 18-羟皮质醇水平无明显重叠,因此 18-羟皮质醇的测定有助于原发性醛固酮增多症亚型之间的鉴别诊断,在原发性醛固酮增多症的诊断和鉴别诊断中具有比较重要的意义。手术前后 18-羟皮质醇的变化也为原发性醛固酮增多症腺瘤患者的手术治疗效果提供了一个较好的随访指标。另外,作为一种简便、快速的方法,18-羟皮质醇的测定有望成为在高血压人群中大规模筛选原发性醛固酮增多症腺瘤和糖皮质激素可抑制性醛固酮增多症患者的指标,以期早期诊断和治疗这类疾病。

6.18-氧皮质醇

(1)检测方法:放射免疫法。

(2)标本:血浆。

(3)参考范围:普食为 36～168 ng/L;成人(上午 8 时)钠钾平衡饮食为 36～105 ng/L。

(4)临床意义:糖皮质激素可抑制性醛固酮增多症(一种常染色体显性病),糖皮质激素可抑制醛固酮分泌,18-氧皮质醇明显增多。

7.平衡餐试验

(1)检测方法:普食条件,每天摄入钠 160 mmol、钾 60 mmol 共 7 天;试验第 5、6、7 天查血钾、钠、氯、二氧化碳结合力,24 小时尿钾、钠、氯,以及 pH。

(2)临床意义:原发性醛固酮增多症患者血钠为正常高水平或略高于正常,尿钠<150 mmol/24 h,也可>160 mmol/24 h,表现为“脱逸”现象;同时,血钾代谢呈现负平衡,血钾<3.5 mmol/L、尿钾>30 mmol/24 h(或血钾<3.0 mmol/L、尿钾>25 mmol/24 h),提示患者存在不适当尿钾排泄增多、尿路失钾。此外,血中二氧化碳结合力可高于正常呈碱血症;而尿 pH 呈中性或弱碱性,表现为反常性碱性尿。平衡餐试验期间的各项检查结果均可作为以后各项试验的对照,用来与以后各项试验的结果进行比较,有助于本病的诊断。

8.低钠试验

(1)检测方法:进食食物含钠 10～20 mmol/d,钾 50 mmol/d,服用 5～7 天,

监测试验前后血、尿电解质，血浆醛固酮、PRA及血压变化。

（2）临床意义：原发性醛固酮增多症患者尿钾排量明显减少，低血钾、高血压减轻，尿钠迅速减少与摄入量平衡，但PRA仍受抑制；而失钾性肾病患者在进行低钠试验时，尿钾、钠排泄无显著减少。

9.高钠试验

（1）检测方法：口服钠摄入量240 mmol/d以上，钾摄入量50 mmol/d，连续5～7天，监测试验期间血、尿电解质，醛固酮，PRA及血压变化。

（2）临床意义：健康人和原发性高血压患者在高钠饮食后，血钾无明显变化，但醛固酮的分泌可被抑制；而原发性醛固酮增多症患者进高钠饮食后血钾可降低至3.5 mmol/L以下，症状及生化改变加重，但血浆醛固酮水平仍高于正常。对已确诊为原发性醛固酮增多症的患者不宜做此试验，因高钠摄入可使低血钾症状加重，故仅适用于无明显低血钾而临床高度怀疑为原发性醛固酮增多症患者。

10.卡托普利试验

（1）检测方法：普通饮食、连续4小时以上卧位后，于上午8时空腹卧位取血测血浆醛固酮、肾素活性及血管紧张素Ⅱ浓度并测血压，取血后立即口服卡托普利25 mg，继续卧位2小时，于上午10时卧位取血测血浆醛固酮、肾素活性及血管紧张素Ⅱ浓度并测血压。血标本的处理、保存和测定参见立卧位试验。

（2）临床意义：卡托普利是一种血管紧张素转换酶抑制剂，可抑制健康人的血管紧张素Ⅰ向Ⅱ转换，从而减少醛固酮的分泌，降低血压。健康人或原发性高血压患者服卡托普利后血浆醛固酮水平被抑制到416 pmol/L以下，而原发性醛固酮增多症患者的血浆醛固酮则不被抑制。该试验诊断原发性醛固酮增多症的灵敏性为71%～100%，特异性为91%～100%。

11.螺内酯试验

（1）检测方法：固定摄食含钠160 mmol/d、钾60 mmol/d的代谢饭，饮蒸馏水，不用牙膏刷牙，前3天为对照，从第4天起每天口服螺内酯60～80 mg，1次/6小时（亦可于每天7、12、17、22时分4次服）。隔3～4天测定1次24小时尿钾、钠、氯和血钾、钠、氯及二氧化碳结合力（或血气分析），记录血压、夜尿次数等。

（2）临床意义：螺内酯可以阻滞醛固酮在肾脏远曲小管的作用，从而纠正原发性醛固酮增多症患者的低钾血症和高血压，使症状缓解。原发性醛固酮增多症患者一般服用螺内酯1周后，出现尿钾减少、血钾上升、血浆CO_2结合力下降，肌无力、四肢麻木等症状改善，夜尿减少，约半数患者血压有下降趋势。继续服药 2～3 周，多数患者血压可以下降，血钾基本恢复正常，碱中毒纠正，但对合并严重肾脏损害的原发性醛固酮增多症患者，血压下降可不明显。本试验用于原发性醛固酮增多症的诊断和鉴别诊断。螺内酯具有竞争性拮抗醛固酮对肾小管的作用，但并不抑制醛固酮的产生，对肾小管也无直接作用，因此只能用于鉴别有无醛固酮分泌增多，而不能区分病因是原发性还是继发性。

原发性醛固酮增多症患者服用大量螺内酯后可使尿钾排出减少，尿钠排出增加，血钾上升，同时血压也可下降。此试验可作为对原发性醛固酮增多症的筛选试验，但不作为确诊依据，应进一步测定血浆肾素活性、血和尿醛固酮水平、立卧位试验、影像学检查，才能明确原发性醛固酮增多症的诊断。进行此试验时，必须严格应用固定的钠、钾饮食，准确留取尿标本，否则结果不可靠。

12.体位试验

(1)检测方法：平衡饮食 1 周后于上午 8 时卧位取血，然后站立 4 小时，再取血测醛固酮浓度。

(2)临床意义：醛固酮腺瘤患者基础血浆醛固酮明显升高，多超过 554 pmol/L，取立位后无明显上升或反而下降。这是由于醛固酮腺瘤患者醛固酮大量分泌、血容量明显扩张，强烈抑制肾素-血管紧张素系统的活性，即使站立 4 小时也不足以兴奋肾素的产生。特发性醛固酮增多症患者基础血浆醛固酮仅轻度升高，立位后明显升高，至少超过基础值的 33%。PAH 和糖皮质激素可抑制型醛固酮增多症患者的体位试验表现与醛固酮腺瘤患者相似，少数对肾素有反应的醛固酮腺瘤也可能表现与特发性醛固酮增多症相同。

13.地塞米松抑制试验

(1)检测方法：午夜口服地塞米松 1 mg，次日清晨 6 时再口服 0.5 mg，立位走动 2 小时，采血测醛固酮＜138.5 pmol/L 可诊断。

(2)临床意义：用于识别糖皮质激素可抑制性醛固酮增多症，以区分特发性醛固酮增多症或醛固酮腺瘤。如果患者服用地塞米松后血醛固酮未被抑制到 138.5 pmol/L 以下，可排除糖皮质激素可抑制性醛固酮增多症。对于原发性醛固酮增多症发病年龄早于 20 岁、有原发性醛固酮增多症家族史、早发的高血压脑卒中家族史(早于 40 岁)患者，建议同时行糖皮质激素可抑制性醛固酮增多症基因学检查。

14.盐水滴注抑制试验

(1)检测方法：在平衡餐基础上，清晨患者取平卧位抽血测醛固酮血浆肾素活性、血管紧张素Ⅱ水平以及血钾作为对照，然后予以 0.9%的 NaCl 溶液 2 000 mL 于 4 小时内静脉滴注完毕，受检者保持卧位抽血复查以上项目。

(2)临床意义：健康人滴注盐水后血浆醛固酮水平下降 50%以上，通常降到 276.7 pmol/L 以下，血浆肾素活性也被抑制。但原发性醛固酮增多症患者特别是醛固酮腺瘤患者，血浆醛固酮水平仍＞276.7 pmol/L，醛固酮不被抑制；而特发性醛固酮增多症患者可出现假阴性反应，即醛固酮分泌受到抑制。在进行此类试验时，必须先将血钾补充至 3.5 mmol/L 以上，因严重低血钾(＜3 mmol/L)可抑制醛固酮分泌，使醛固酮测定值处于临界水平甚至正常范围。对恶性高血压、充血性心力衰竭患者不宜进行此项试验。

15.肾上腺静脉导管术取双肾上腺静脉血测定醛固酮/皮质醇比值

(1)检测方法：经股静脉、下腔静脉插管，可应用数字减影血管造影术，静脉插管时还可同时行 ACTH 兴奋试验。对于醛固酮瘤患者，ACTH 兴奋后，腺瘤侧静脉血醛固酮/皮质醇比值显著增加，而对侧及外周静脉血无明显变化。依靠分侧肾上腺静脉采血测定醛固酮和皮质醇水平，求得两者比值。

(2)诊断标准：(两者患侧比值)/(两者对侧比值)＞2.0。

(3)临床意义：有助于确定单侧或双侧醛固酮分泌过多。CT 扫描与其他影像学检查不能确定病因时，肾上腺静脉插管术分侧取肾上腺静脉血测定醛固酮/皮质醇比值有助于诊断，但此法会因导管不能插到要求部位而失败。该方法为创伤性检查，费用较高；而且需要一定的插导管经验，插导管时要严格监护患者血压和脉搏，取血时要精确定位，难度较大，推广有一定的局限性。

第四节　糖代谢紊乱疾病

一、糖尿病

(一)疾病概述

1.定义

糖尿病是以慢性高血糖为共同临床特征的一组代谢综合征。引起血糖增高的原因是由于胰岛素分泌缺陷和(或)胰岛素抵抗而导致机体利用葡萄糖障碍，同时伴有脂肪、蛋白质、水、电解质等代谢紊乱。病情严重者或应激状态下易并发急性代谢紊乱，如糖尿病酮症酸中毒或糖尿病非酮症高渗综合征，直接危害到患者生命；长期慢性高血糖将导致心脑血管、肾脏、眼、神经等多脏器的慢性并发症，严重影响患者生活质量，增加医疗费用，缩短寿命。因此，早期发现和早期诊断糖尿病及良好的血糖控制是目前该病防治最有效的方法。

2.病因和发病机制

糖尿病的病因尚未完全阐明。目前认为，糖尿病是复合病因所致，不同类型糖尿病的病因不尽相同。概括起来，其发病是遗传、自身免疫和环境因素共同作用的结果。以下仅讨论 1 型糖尿病和 2 型糖尿病的病因和发病机制。

(1)1 型糖尿病：90%以上的 1 型糖尿病患者是由免疫介导所致，而特发性病例不到 10%。胰岛中 B 细胞受损导致胰岛素分泌缺陷是 1 型糖尿病重要的原因。B 细胞受损的速度在不同个体中表现不一致。一些患者在短期内 B 细胞大量破坏，临床上表现为典型的 1 型糖尿病；另一些患者在数年内 B 细胞逐渐破坏，临床上被称为成人隐匿自身免疫糖尿病(latent autoimmune diabetes in adults,LADA)。目前认为，免疫介导 1 型糖尿病存在着遗传易感性，特定的 HLA 与1 型糖尿病的发生有高度相关性。

(2)2 型糖尿病。①遗传因素与环境因素：一般认为，2 型糖尿病比 1 型糖尿病有更明显的遗传基础和较强的遗传倾向。家系调查发现，2 型糖尿病患者中 38%的兄妹和 1/3 的后代有糖尿病或糖耐量异常。对 2 型糖尿病的双胞胎进行研究发现，其中 58%患糖尿病；追踪 10 年发现，其余多数也患糖尿病。单卵双生的双胞胎发病率为 70%～80%。环境因素是 2 型糖尿病发病的重要因素之一。流行病学调查显示，肥胖、体力活动不足是其重要危险因素。除遗传背景外，人口老龄化、现代生活方式、环境污染等多种因素共同作用，都可引起 2 型糖尿病的发病率逐渐升高。②胰岛素抵抗与 B 细胞功能缺陷：胰岛素抵抗是指胰岛素作用的靶器官，如肝脏、肌肉、脂肪等组织，对胰岛素作用的敏感性减低。胰岛素抵抗的代价是 B 细胞需要分泌更多的胰岛素。当机体 B 细胞无法代偿额外的胰岛素分泌或 B 细胞功能有缺陷时，血糖逐渐升高，就会发生 2 型糖尿病。因此，在大多数情况下，胰岛素抵抗先于胰岛素分泌不足发生。肥胖作为胰岛素抵抗重要的病理生理基础，自然成为诱发 2 型糖尿病的重要危险因素。胰岛素抵抗与B 细胞功能缺陷是 2 型糖尿病发病机制的 2 个要素，但在不同个体及同一个体的疾病不同进展过程，这两者对疾病发生、发展的相对重要性均可能发生不同的变化。③葡萄糖毒性和脂毒性：长期慢性高血糖和脂代谢紊乱将进一步减低胰岛素敏感性并促进胰岛 B 细胞凋亡，即所谓“葡萄糖毒性”和“脂毒性”。肥胖已作为2型糖尿病重要的诱发因素，其中脂毒性有可能成为2型糖尿病发病机制中的原发因素。④胰岛A细胞功能异常：胰腺胰岛主要含有A、B、D细胞。A细胞分泌胰高糖素，B细胞分泌胰岛素，D细胞分泌生长抑素，三种激素均参与血糖的调节作用。大量临床和病理研究发现，1型糖尿病患者和2型糖尿病患者均存在胰岛A细胞增生和胰高糖素分泌过多的现象。肠促胰素类似物如胰高血糖素样肽-1类似物，可刺激胰岛B细胞分泌胰岛素，并可抑制胰岛A细胞功能、减少胰高糖素分泌，已在临床应用中取得较好的疗效。

3.临床表现

糖尿病是一种慢性进行性疾病。经典1型糖尿病起病较急，可出现糖尿病典型症状或以糖尿病酮症酸中毒为首发表现。2型糖尿病一般起病缓慢，早期常无症状，以致症状出现或临床诊断为糖尿病时，历时往往已有5～10年。有些患者甚至始终无症状，直至发生心脑血管等严重并发症时才被诊断为糖尿病。因此，定期健康体检，进行血糖筛查是早期发现和诊断糖尿病的关键。

(1)糖尿病典型的临床症状为多饮、多食、多尿和体重减轻，简称为“三多一少”。但是，有典型症状者只占糖尿病患者的少数，而往往多为1型糖尿病患者及短期内血糖上升较高或病情加重的2型糖尿病患者。

(2)低血糖症状：糖尿病是以血糖升高为特征的内分泌代谢性疾病，但临床上可以见到有部分患者在糖尿病早期、诊断前或治疗过程中，因各种原因引起血糖下降过快或血糖降到正常水平以下而引起一系列交感神经兴奋甚至出现中枢神经系统功能紊乱的综合征，重者可出现昏迷乃至危及生命。①反应性低血糖：见于部分早期2型糖尿病患者，尤其是肥胖者。由于2型糖尿病患者进餐后胰岛素分泌高峰延迟，使餐后3～5小时血浆胰岛素水平不适当地升高，所引起的反应性低血糖可成为这些患者的首发表现。②诱导性低血糖：大多数糖尿病患者在使用降糖药物(特别是磺脲类或胰岛素)的过程中，都曾出现低血糖反应。其原因常常是降糖药物过量、进食过少或运动量过大。一般来说，单独使用双胍类、二肽基肽酶Ⅳ抑制剂或α-葡萄糖苷酶抑制剂不易引起药物性低血糖症。③相对性低血糖：所谓相对性低血糖，是指糖尿病患者在用降糖药物治疗过程中，如果原来血糖水平较高，在短时间内血糖下降过快或下降幅度过大，可以诱发交感神经兴奋，出现出汗、心慌、手抖、乏力、饥饿感等低血糖症状。但实际血糖测定仍在正常范围或高于正常水平。

(3)并发症和(或)伴发病：①急性并发症，包括糖尿病酮症酸中毒、糖尿病非酮症性高渗综合征、感染等。②慢性并发症，包括大血管病变、微血管病变、伴发病等。

(二)检验诊断

糖尿病的诊断本身并不困难,实验室诊断方法主要是血液中葡萄糖浓度测定和口服葡萄糖耐量试验(oral glucose tolerance test,OGTT)。糖化血红蛋白、糖化血清蛋白、胰岛素和C肽等检测指标在糖尿病的分类、临床诊断及疗效评估等方面具有重要价值。

1.血糖测定

血糖是指血液中的葡萄糖。血糖浓度的相对恒定是血糖来源及去路达到动态平衡的结果。

(1)检测方法:①无机化学方法,基于葡萄糖的还原性进行测定;②有机化学方法,利用糖的羰基与有机试剂反应测糖的浓度;③酶法,包括葡萄糖氧化酶(glucose oxidase,GOD)法、己糖激酶(hexokinase,HK)法和葡萄糖脱氢酶法。临床上以GOD法和HK法常用。

(2)标本:常采用血浆或血清测定葡萄糖浓度,而大多数床旁检验则采用毛细血管全血。血液离体后,葡萄糖仍可因被血细胞中酶酵解而减少,所以标本采集后应尽快分离测定。当标本白细胞计数增多或细菌污染时,体外糖酵解速率会增加。无菌血浆葡萄糖浓度在25 ℃可稳定8小时,4 ℃下稳定72小时。若标本中加碘乙酸钠或氟化钠可抑制糖酵解作用,可使血糖在室温下稳定3天。氟化钠通过抑制烯醇化酶防止糖酵解,常与草酸钾一起使用。

(3)临床应用:①血糖升高是目前诊断糖尿病的主要依据,也是判断糖尿病病情控制情况的主要实验室指标。临床上常测定空腹血糖、2小时血糖、随机血糖和多点血糖,以了解不同时刻血糖控制情况,有助于药物治疗的调整。通常以空腹血糖、2小时血糖和随机血糖作为诊断指标。空腹血糖可反映糖代谢的基础水平,2小时血糖在一定程度上可反映机体对糖的调节能力。②各型糖尿病、颅内压增高、情绪紧张、脱水可使血糖升高;胰岛B细胞增生、肿瘤、严重肝病、饥饿和剧烈运动后血糖可降低。③由于机体活动和摄入食物的时间间隔不同,所以血糖浓度比其他的血液指标波动幅度大。在胰岛素缺乏或高胰岛素血症情况下波动进一步增加。④解释血糖结果时应注意血液标本是否在标准化条件下(空腹8小时后)采集,或是随机、非空腹状态;注意采集的标本是静脉血或毛细血管血,空腹毛细血管全血葡萄糖浓度比静脉全血高5%。

2.尿糖定性

(1)检测方法:早期筛查试验采用氧化还原法,但易受非葡萄糖还原物的干扰;尿液干化学分析仪检测尿糖大多采用葡萄糖氧化酶法。

(2)标本:新鲜晨尿或随机尿。

(3)参考范围:阴性。

(4)临床应用:①尿糖检测阳性可作为诊断糖尿病的线索,但阴性结果不能排除糖尿病。健康人肾糖阈为8.9～10.0 mmol/L,当血糖水平超过肾糖阈时才会出现尿糖阳性。某些生理和病理情况下,肾糖阈可以降低或升高,将影响尿糖结果的评价。②尿糖检测快速、廉价且无创伤性,适用于大规模样本的筛选。健康人每天尿中排出的葡萄糖不超过100 mg,常规的尿糖定性测不出。若每天尿中葡萄糖排出超过100 mg,则称为糖尿。

生理性糖尿为一过性,排除生理因素后可恢复正常。生理性糖尿主要有3种:①饮食性糖尿,即在短时间内服用大量糖类,引起血糖浓度过高;②应急性糖尿,在脑外伤、脑血管意外、情绪激动和剧烈运动等情况下,可出现暂时性糖尿;③妊娠中晚期可见糖尿。

病理性糖尿也可分为3种:①真性糖尿,即胰岛素分泌相对或绝对不足,使血糖浓度超过肾糖阈;②肾性糖尿,即肾小管对葡萄糖的重吸收功能减退,或新生儿近曲小管功能发育未成熟也能出现糖尿;③其他疾病,如甲亢、肢端肥大症、嗜铬细胞瘤等都可使血糖浓度高过肾糖阈而出现糖尿。

3.糖化血红蛋白

血液中己糖(主要是葡萄糖)可与蛋白质发生缓慢的不可逆的非酶促反应,形成糖基化蛋白。若葡萄糖与血红蛋白结合,即血红蛋白被糖基化,形成糖化血红蛋白A1c。当血液中葡萄糖浓度较高时,所形成的糖化血红蛋白A1c含量也会相对较高。

(1)检测方法:亲和柱层析法、阳离子交换柱层析法、高效液相层析法和胶乳凝集法。结果以糖化血红蛋白占总血红蛋白的百分比表示。

(2)标本:EDTA-K_2或肝素抗凝全血。

(3)参考范围:目前,国内糖化血红蛋白A1c测定以亲和柱层析法最为常用,参考范围为4.0%～6.0%,且随年龄有一定增加。

(4)临床意义:糖化血红蛋白的形成是不可逆的,其浓度与红细胞寿命和该时期内血糖的平均浓度有关,不受葡萄糖波动的影响,也不受运动或食物的影响。人体内红细胞的寿命一般为120天,在细胞死亡前,血液中糖化血红蛋白含量也会保持相对不变。糖化血红蛋白A1c含量能反映患者过去2～3个月的血糖水平,可作为糖尿病长期控制及病情观察的评估或监测指标。因此,每3个月复查糖化血红蛋白A1c水平能够为评价糖尿病治疗模式提供有用的信息。需注意的是，糖化血红蛋白 A1c 不能作为鉴定糖尿病前期糖耐量受损阶段的依据，对贫血、血红蛋白病及尿毒症不能反映其真正的血糖水平。

4.糖化血清蛋白

血中葡萄糖不仅能与血红蛋白发生非酶促反应生成糖化血红蛋白 A1c，而且也能与血清蛋白及其他蛋白质在结构末端的氨基上发生非酶促反应，生成高分子酮胺结构即糖化血清蛋白，其结构类似果糖胺。

(1)检测方法：比色法和酶法。

(2)标本：血清或血浆。

(3)参考范围：1.65～2.15 mmol/L，不同检测方法参考范围不同，应建立本实验室的参考范围。

(4)临床意义：由于血清蛋白半衰期短(清蛋白 19 天，球蛋白 18 天)，因此，糖化血清蛋白可作为糖尿病患者近 2～3 周内血糖控制情况的监测指标及临床治疗方案选择的依据。糖化血清蛋白含量与空腹血糖和糖化血红蛋白 A1c 呈显著正相关，因此糖化血清蛋白测定对判断糖尿病的短期疗效、及时选用合理的治疗方案比糖化血红蛋白 A1c 更有用，克服了血糖测定易受生理因素影响和糖化血红蛋白敏感度较低的不足。由于糖化血红蛋白 A1c 和糖化血清蛋白反映不同时期血糖的控制情况，故两者只能互为补充而不能互相代替。另外，血清糖化血清蛋白水平与 C 肽呈负相关，可作为胰岛素治疗糖尿病的病情监测指标。

5.1,5-脱水山梨醇

人体 1,5-脱水山梨醇主要通过食物摄取与肾脏排泄，与葡萄糖结构类似，属于多元醇的葡萄糖同型物，其含量在多元醇糖类物质中仅次于葡萄糖。

(1)检测方法：液相色谱法、气相色谱-质谱仪测定法、高效液相层析法和酶反应比色法。

(2)标本：血清或血浆。

(3)参考范围：＞13 mg/L，不同检测方法参考范围不同。

(4)临床意义：①1,5-脱水山梨醇可作为糖尿病的筛选和辅助诊断指标。糖尿病患者血清 1,5-脱水山梨醇水平明显降低，且与血糖、血红蛋白 A1c 均呈明显的负相关。②可用于糖尿病疗效评估。由于血红蛋白 A1c 同血糖变化相比，其含量改变不敏感，并且仅能反映糖尿病患者既往 1～2 个月血糖的变化，对临床疗效的指导作用低。而 1,5-脱水山梨醇的改变更敏感且变化范围更大，且不受进食、年龄、性别等因素的影响，可反映所测当时的血糖值。1,5-脱水山梨醇和血红蛋白 A1c 两项指标结合起来检测可以提供不同阶段和更准确地血糖情况。

6.胰岛素和C-肽

胰岛素和C-肽是评价胰岛B细胞功能的有用指标，能准确反映胰岛B细胞的分泌功能。

(1)检测方法：放射免疫法和化学发光免疫分析。

(2)标本：血清或血浆。室温下可保存5小时，4 ℃保存1周，−20 ℃可保存3个月。

(3)参考范围：空腹血清胰岛素为5～25 mU/L；血清C肽为0.25～0.60 nmol/L。

(4)临床意义：胰岛B细胞合成的胰岛素原被分解为胰岛素和31个氨基酸的C肽(分子量为3 600)。胰岛素和C肽以等摩尔数分泌进入血液循环。血清胰岛素水平可反映胰岛B细胞胰岛素的分泌率，以及肝、周围组织对胰岛素的利用率。由于C肽在肝内代谢慢，半衰期为30～40分钟，比胰岛素半衰期长10倍，生物学上无活性，大部分进入血液循环。因此，C肽测定对评价胰岛B细胞的分泌比测定胰岛素更有价值。

胰岛素测定主要用于：对空腹低血糖患者进行评估；明确需胰岛素治疗的糖尿病患者；评估2型糖尿病患者的病情状况；测定血胰岛素浓度和胰岛素抗体来评估胰岛素抵抗。

C肽测定主要用于：①评估空腹低血糖。某些B细胞瘤患者，特别是当间歇性胰岛素分泌过多时，胰岛素水平正常但C肽浓度高。胰岛素注射所致的低血糖，血胰岛素水平高而C肽降低，这是由于C肽不存在于药用胰岛素中，且外源性胰岛素会抑制胰岛B细胞的分泌功能。②评估胰岛素分泌。基础或刺激性(通过胰高血糖素或葡萄糖)C肽水平可评价患者胰岛素分泌能力和分泌速度。③1型糖尿病患者血C肽水平极低；而2型糖尿病患者血C肽水平可作为是否应用胰岛素治疗的指标。

7.动态血糖检测系统

严格的血糖监测是控制血糖的前提，但传统的血糖监测只是间断单点采血，不能反映整体病情，特别是对糖尿病初发阶段、夜间低血糖、不易控制的糖尿病等，单点采血提供的信息有限，且反复采血给患者带来诸多不便。新型血糖记录分析系统——动态血糖检测系统(continuous glucose monitoring system，CGMS)可以很好地解决上述问题，更加全面了解血糖变化、更好地指导治疗。

(1)工作原理：CGMS是由葡萄糖感应器、血糖记录器、信息提取器和分析软件等部分组成。感应器由半透膜、葡萄糖氧化酶和微电极组成，将其埋入受检者腹部脐周皮下，通过与皮下组织间液中的葡萄糖发生化学反应，产生电信号，记录器通过线缆每10秒接受1次电信号，每5分钟将获得的平均值转换成血糖值储存起来，每天可储存288个血糖值。受检者佩戴记录器72小时，期间每天至少输入4次指尖血糖值进行校正，并输入影响血糖波动的事件，如进餐、运动、降糖药物使用及低血糖反应，3天后拔出探头，经信息提取器将数据下载到计算机，用专门的分析软件进行数据分析，得到血糖图和统计值，即可获得患者3天内血糖连续动态变化的完整资料，包括血糖的波动曲线、血糖超出预设值范围所占的比例、各事件与血糖的关系等。由于所得信息直观、翔实，在临床实践中有很高的应用价值。

(2)临床应用：①用于监测无症状性低血糖。低血糖症是糖尿病患者在治疗过程中常见的并发症之一，反复的低血糖-高血糖恶性循环促使糖尿病大血管和微血管病变进程加速。②指导临床用药，提高治疗效果。糖尿病的治疗效果要靠监测血糖情况进行评估，CGMS可以提供血糖波动、高于和低于目标值的血糖信息，使医患双方随时知晓患者血糖情况，有助于互相配合调整治疗，获得更好的效果。③监测特殊患者血糖动态变化，改善预后。儿童糖尿病患者经每天多次胰岛素注射或胰岛素泵等强化治疗，使其血糖波动大、低血糖症不易被发现，需要CGMS实时监测血糖，防止严重低血糖发生。妊娠期糖尿病患者因处于特殊的生理状态，需要在治疗糖尿病过程中慎重选择治疗方案，CGMS能够发现常规血糖监测所忽略的高血糖和夜间低血糖事件。

8.酮体

酮体由乙酰乙酸、β-羟丁酸和丙酮组成。脂肪酸经过一系列β氧化后产生乙酰辅酶A，在肝脏内2分子乙酰辅酶A可缩合成乙酰乙酸，后者可被还原成β-羟丁酸或脱羧成丙酮。

(1)检测方法：硝普盐半定量试验。乙酰乙酸和丙酮与硝普盐在碱性条件下可生成紫色化合物。尿液标本大多于尿液干化学分析仪上检测。

(2)标本：尿液或血清。

(3)参考范围：尿液为阴性；血清为阴性(<5 mmol/L)。

(4)临床应用：血、尿酮体测定主要用于监测糖尿病酮症酸中毒。对于未得到控制的糖尿病患者，由于其胰岛素缺乏，导致酯化作用减弱而脂解作用增强，使血浆中游离脂肪酸增加。胰高血糖素/胰岛素增加使得脂肪酸在肝脏中的氧化作用增强，肝脏酮体生成增加而在外周组织中的代谢减少，导致血液中乙酰乙酸堆积。酮体阳性也可见于饥饿、剧烈运动和营养不良等。

9.β-羟丁酸

酮体中β-羟丁酸约占78%，其主要用于糖尿病酮症酸中毒的诊断和治疗监测。

(1)检测方法：β-羟丁酸脱氢酶法。

(2)标本：血清。

(3)参考范围：<0.27 mmol/L。

(4)临床应用：血β-羟丁酸升高多见于糖尿病酮症酸中毒。在糖尿病酮症酸中毒发生早期，β-羟丁酸就明显升高，而乙酰乙酸基本不变；酮症酸中毒恢复期，β-羟丁酸迅速下降，而乙酰乙酸在一定时间内仍保持升高或下降缓慢。因此，β-羟丁酸测定在糖尿病酮症酸中毒的诊断、治疗、监测中比乙酰乙酸敏感。

10.乳酸

乳酸是葡萄糖无氧代谢的终产物，并可进一步利用。乳酸循环是指葡萄糖在外周组织转化为乳酸，而乳酸在肝脏中又转化为葡萄糖。

(1)检测方法：化学法、酶法、气相色谱法和电化学法等。

(2)标本：全血或血浆。

(3)参考范围：空腹安静状态下，静脉全血乳酸含量为0.5～1.7 mmol/L，血浆乳酸含量<2.4 mmol/L。

(4)临床应用：血中乳酸浓度反映组织中乳酸合成和代谢的关系。2型糖尿病患者常有轻微的高乳酸血症，这可能与乳酸的氧化缺陷有关。2型糖尿病服用双胍类降糖药后常引起乳酸增高，尤其是苯乙双胍常诱发致死性乳酸酸中毒。乳酸增高还见于激烈运动后及组织缺氧疾病如休克、心功能不全、一氧化碳中毒、肝功能不全、严重贫血和白血病等所致乳酸酸中毒。乳酸酸中毒没有可接受的浓度标准，但一般认为，乳酸>5 mmol/L及pH<7.25时，提示有明显的乳酸酸中毒。

11.血气分析

血气分析仪能快速、准确地测定血中氧、二氧化碳和酸碱度，常用于糖尿病病情监测。标本为肝素化的动脉全血。当糖尿病合并酮症酸中毒、乳酸酸中毒时，因产生酮体、乳酸等而使有机酸水平升高，pH下降（pH<7.35，HCO_3^-<22 mmol/L）。

12.血浆渗透压

血浆渗透压是反映溶解在血浆中具有渗透作用的溶质颗粒（分子或离子等）数量的一种指标。血浆中主要渗透物质是Na^+、Cl^-、葡萄糖和尿素。当糖尿病合并高血糖高渗性综合征时，血浆渗透压升高，可用于病情、疗效的监测。

13.电解质监测

电解质包括 Na^+、K^+、Cl^- 等，标本可为血清、血浆或全血。但是在血清与血浆之间或动脉血与静脉血之间的参考范围有一定差异，特别是血清与血浆 K^+ 含量之间的差异被认为是有临床意义的。用血浆或全血测定时，应使用肝素锂或铵盐抗凝。测血 K^+ 时，标本一定不能溶血，轻微溶血就可引起血 K^+ 升高 3%。当糖尿病合并急性并发症时，常出现电解质代谢紊乱，如血 Na^+、Cl^- 降低，血 K^+ 早期正常或偏低，少尿时血 K^+ 可升高；糖尿病患者进行长期药物治疗时，应定期监测血电解质水平。

14.血脂测定

糖尿病患者不仅存在糖代谢紊乱，还存在脂质代谢紊乱。如高胆固醇血症、高甘油三酯血症、高低密度脂蛋白胆固醇血症和低高密度脂蛋白胆固醇血症等血脂异常。由此提示，在糖尿病并发症的预防中，要关注血脂水平，早期予以调脂治疗，防止动脉粥样硬化的发生发展。在糖尿病酮症酸中毒早期，游离脂肪酸常显著升高，约 4 倍于正常上限，甘油三酯和胆固醇也明显升高。

15.肝、肾功能检查

药物一般都经肝脏和肾脏代谢、排泄。给予糖尿病患者不同的药物进行治疗时，应考虑其自身肝、肾功能状态。例如，肾功能受损时，一般可选用经胆道排泄的药物；而严重肝、肾功能不全时需慎用药物，可选用胰岛素治疗。

16.OGTT

OGTT 是一种葡萄糖负荷试验，可作为糖尿病诊断的"金标准"，但因操作不便且结果易受某些因素影响，故不推荐作为诊断糖尿病的常规项目。只有在怀疑糖尿病，但缺乏糖尿病症状，且空腹血糖、任意血糖检查不能做出诊断时，或对糖尿病诊断存有疑问或需要排除时，可做此检查。

(1)患者准备：保持正常饮食习惯至少 3 天(每天至少摄入 150～200 g 碳水化合物)，同时停服干扰试验的药物；继续正常的体育活动，排除卧床休息或过度的体育活动；受试前 1 天晚餐后禁食。

(2)检查指征：①诊断妊娠糖尿病；②诊断糖耐量受损；③有无法解释的肾病、神经病变或视网膜病变，其随机血糖＜7.8 mmol/L；④人群筛查，以获取流行病学数据；⑤糖尿病家族史。

(3)检测方法：应严格按世界卫生组织推荐的方法执行。对非妊娠成人，推荐葡萄糖负载量为 75 g；儿童 1.75 g/kg 体重，但总量不超过 75 g。用 150 mL 水溶解后在 5 分钟内服完；分别于空腹及服糖后 0.5、1.0、2.0、3.0 小时各取一次静脉血测定血糖，试验期间，每小时收集尿液标本1次，用于尿糖测定。

(4)参考范围：正常糖耐量空腹血糖<6.1 mmol/L，服糖后0.5～1.0小时血糖达到高峰(<10 mmol/L)，2小时血糖<7.8 mmol/L，每次尿糖定性试验结果均为阴性。

(5)医学决定水平：2小时血糖在7.8～11.0 mmol/L为糖耐量受损；2小时血糖≥11.1 mmol/L为糖尿病。

(6)临床意义：OGTT可反映近期体内糖代谢情况，但在糖尿病的诊断上并非必需，因此不推荐临床常规应用，临床上对糖尿病的诊断首先推荐空腹血糖的测定。虽然OGTT比空腹血糖灵敏，但有很多因素会影响OGTT而导致其重复性差，如年龄、饮食、劳动、应激、药物、胃肠功能、标本采集和血糖检测方法等。除非第一次OGTT结果明显异常，否则就应该在不同时间进行两次OGTT测定以判断结果是否异常。

17.妊娠期OGTT

妊娠期糖尿病是一种暂时状态，孕妇不能产生足够的胰岛素使血糖水平保持正常，血糖升高可致巨大儿，易发生新生儿骨折和呼吸疾病，母亲则易发生难产。妊娠期糖尿病的早期筛查有助于降低母婴并发症，临床上应在妊娠第24～28周时进行筛查。国内多采用50 g葡萄糖筛查方法，即孕妇随机口服50 g葡萄糖溶液，5分钟内服完。1小时后抽取静脉血进行血糖检测，血糖≥7.8 mmol/L的孕妇为50 g葡萄糖筛查阳性，建议再做OGTT。若OGTT结果中有任何2项超过正常值，可诊断为妊娠期糖尿病；仅1项高于正常值，则诊断为糖耐量受损。

18.可的松OGTT

糖皮质激素可促进蛋白质分解，增加糖异生，并能抑制外周组织对葡萄糖的利用，使血糖升高。因此，在做OGTT之前加服外源性糖皮质激素，进一步增加胰岛B细胞的负荷，可协助早期糖尿病的诊断。该方法适用于疑有糖耐量受损但OGTT正常者，或用于糖尿病患者的家族调查。

方法：分别于OGTT前8.5小时和前2.0小时服可的松50 mg或泼尼松10 mg，使患者处于应激状态，然后口服葡萄糖75 g，观察患者对葡萄糖的反应。所给予的可的松剂量在健康人不会引起血糖的较大变化，而糖尿病患者对葡萄糖的反应往往降低。健康人试验后，其空腹血糖应<6.7 mmol/L，1小时和2小时血糖分别<10.0 mmol/L和<7.8 mmol/L；糖耐量减低者试验后，空腹血糖<6.7 mmol/L，而1小时和2小时血糖可分别达11.0 mmol/L和7.8～11.0 mmol/L。该试验在无糖尿病家族史人群中的阳性率为3%；在有家族史但

无糖尿病症状人群中的阳性率为25%;在可能为糖尿病患者中的阳性率可高达88%。OGTT呈阳性者不宜进行此试验,有不宜口服肾上腺皮质激素或肾上腺功能亢进者禁做此试验。

19.静脉OGTT

对于胃肠功能吸收异常,或有胃肠疾病者,如胃部手术后因胃肠吻合而致吸收过快或由于慢性腹泻影响胃肠的吸收等各种情况,口服OGTT已不合适,这时可采用静脉OGTT。

方法:用25%或50%葡萄糖注射液,0.5 g/kg体重,在2～4分钟内静脉推注完毕。从开始注射时计算,每30分钟采血一次,共2～3小时。健康人在2小时内血糖下降至正常范围,若2小时后血糖超过正常值,表示有糖耐量减低。

20.胰岛素和C肽释放试验

糖尿病患者血糖升高的主要原因是胰岛素的绝对或相对不足,通过测定高血糖刺激下胰岛素和C肽的释放可进一步了解胰岛B细胞的功能。

(1)试验准备:同OGTT,分别于空腹及服糖后0.5、1.0、2.0、3.0小时各取一次静脉血测定胰岛素和C肽。

(2)检测方法:放射免疫法和化学发光分析。

(3)标本:血清或血浆。

(4)参考范围:正常空腹血清胰岛素浓度为5～25 mU/L,C肽浓度为0.7～2.0 μg/L。糖负荷后,胰岛素峰值在0.5～1.0小时出现,水平为基础值的5～10倍,2小时<30 mU/L,3小时降至空腹水平;C肽峰值出现的时间与胰岛素基本一致(0.5～1.0小时),一般为基础值的5～6倍,3小时降至空腹水平。

(5)临床意义:胰岛素和C肽释放试验有助于糖尿病的诊断、分型与治疗。1型糖尿病患者胰岛素和C肽分泌低下,甚至测不到,糖负荷或饭后无释放高峰;2型糖尿病患者空腹胰岛素和C肽水平可以降低、正常或升高,负荷试验后,其释放峰值延迟,重者也可无释放峰值。该试验常与OGTT同时测定。

21.谷氨酸脱羧酶抗体

谷氨酸脱羧酶是人及动物体内抑制神经递质γ-氨基丁酸的合成酶。1型糖尿病是通过自身抗原介导的免疫反应引起胰岛B细胞破坏的自身免疫性疾病,谷氨酸脱羧酶是关键的始动靶抗原,因此谷氨酸脱羧酶抗体是1型糖尿病前期特异性较强的免疫指标。

(1)检测方法:酶联免疫吸附试验。

(2)标本:血清或血浆。

(3)参考范围:阴性。

(4)临床意义:①1型糖尿病的预测、诊断和治疗的指标;②从2型糖尿病患者中鉴别迟发型1型糖尿病,此类患者常出现谷氨酸脱羧酶抗体的高水平,并稳定维持,可考虑早期干预治疗;③作为普查手段,以发现1型糖尿病的高危人群和个体;④在新诊断的1型糖尿病患者中,谷氨酸脱羧酶抗体阳性率为75%~90%,在病程长的糖尿病患者中阳性率仍可达60%~80%。

22.胰岛细胞自身抗体

胰岛细胞自身抗体为抗胰岛B细胞所有抗体的总称。Battzo最先建立起间接免疫荧光法检测胰岛B细胞抗体,他采用O型人的胰腺切片,以异硫氰酸荧光素等标记的第二抗体进行检测,具有较好的重复性。

(1)检测方法:间接免疫荧光法和酶联免疫吸附试验。

(2)标本:血清或血浆。

(3)参考范围:阴性。

(4)临床意义:胰岛细胞自身抗体阳性可预示胰岛B细胞的自身免疫损伤,可作为糖尿病的高危指标。其高水平持续阳性或在儿童中阳性,对1型糖尿病具有较高的预测率。普通非糖尿病患者胰岛细胞自身抗体阳性率<3%,而新诊断的1型糖尿病患者胰岛细胞自身抗体阳性率可达60%~90%。胰岛细胞自身抗体在1型糖尿病一级亲属中检出率明显高于一般人群,且胰岛细胞自身抗体检出与随后1型糖尿病的发生危险性相关。胰岛细胞自身抗体阳性率随糖尿病病程的延长而降低。

23.胰岛素自身抗体

胰岛素自身抗体有两种,一种与糖尿病发病有关,在糖尿病发病之前就存在,属于自身免疫抗体;另一种是糖尿病发生以后,使用了外源性胰岛素产生的抗体。

(1)检测方法:酶联免疫吸附试验。

(2)标本:血清或血浆。

(3)参考范围:阴性。

(4)临床意义:应用胰岛素治疗的糖尿病患者组胰岛素自身抗体水平高于未用胰岛素治疗的糖尿病患者组;1型糖尿病组高于2型糖尿病组。1型糖尿病患者阳性率可达18%~34%,低水平的胰岛素自身抗体很少有临床意义。单独测定胰岛素自身抗体意义不大,与前述指标联合检测,可增加胰岛细胞自身抗体对1型糖尿病的预测程度。

二、低血糖症

(一)疾病概述

1.定义

低血糖症不是一个独立的疾病,而是多因素导致血葡萄糖浓度低于3.0 mmol/L的临床综合征。临床上以交感神经兴奋和脑功能障碍为主要表现,但是由于个体差异大,部分患者可耐受过低的血糖而无症状。低血糖症常见于糖尿病患者使用降糖药物的治疗过程中,其他原因引起的低血糖症在临床上少见。

2.病因和发病机制

健康人血糖通过神经、内分泌和肝等的调节维持在一个相对狭窄的范围内,如空腹血糖保持在3.3～5.6 mmol/L,而餐后血糖一般不超过7.8～8.3 mmol/L。通常情况下,中枢神经系统完全依赖于血浆中葡萄糖来供能。因此,短暂的低血糖就能引起明显的脑功能紊乱;如长期、严重的低血糖未及时纠正,将导致永久性神经系统损伤甚至死亡。激素调节是维持血糖稳定的最重要调节因素,可分为两类,降血糖激素和升血糖激素(又称胰岛素拮抗激素)。

(1)降血糖激素:胰岛素是糖代谢中最重要的降糖激素。胰岛素刺激肝脏和外周组织摄取、贮存和利用葡萄糖,增加糖原合成;抑制糖原分解,抑制或减少葡萄糖异生,减少内源性葡萄糖的合成,从而降低血糖。当血糖降至2.8～3.0 mmol/L时,胰岛素分泌受抑制,升血糖激素分泌增加。

(2)升血糖激素:主要包括胰高糖素、肾上腺素、GH和皮质醇等。这些激素分泌增加可迅速促进肝糖原和脂肪分解,糖异生增加,减少肌细胞对葡萄糖的利用,使血糖升高。

上述两类激素相互作用、相互制约,并在神经调节机制的参与下维持机体血糖自动平衡。若失去动态平衡,胰岛素分泌和作用过强,或胰岛素拮抗激素分泌和作用减弱,均可导致低血糖发生。临床上常按低血糖发生的时间,尤其是与进食的关系,将低血糖症分为空腹低血糖症和餐后低血糖症。空腹低血糖症的病因往往是不适当的高胰岛素血症,餐后低血糖症多为反应性胰岛素分泌过多。反复发生的空腹低血糖症提示有器质性疾病,餐后低血糖症多见于功能性疾病。

3.临床表现

低血糖症的症状和体征取决于:①血糖降低的绝对程度;②患者的年龄;③急性或慢性低血糖特征;④低血糖持续的时间;⑤机体对低血糖的反应性。临床上低血糖症常见于使用口服降糖药物或胰岛素治疗的糖尿病患者，血浆葡萄糖从高血糖急剧下降到正常也可产生典型的低血糖症状。

低血糖症常呈发作性，临床表现复杂，可分为交感神经过度兴奋性症状和脑功能紊乱症状两类。反复发作的低血糖症可以导致交感神经过度兴奋性症状的缺失，而直接出现脑功能紊乱症状。脑功能紊乱症状一般是按顺序出现的大脑皮质、皮质下中枢（包括基底节）、下丘脑及自主神经中枢、延髓等受抑制的表现。

（1）反应性低血糖：血浆葡萄糖快速下降[>1 mg/(dL·min)]至低水平常常伴有与胰岛素水平过高相关的情况。糖尿病患者常常是因为治疗过量或运动导致胰岛素由注射部位吸收过快，从而引起血糖下降。对于非糖尿病患者，反应性胰岛素分泌过多（如胃切除术后排空过快）可能是其发生反应性低血糖的原因。

（2）急性和慢性低血糖：急性低血糖主要表现为交感神经过度兴奋的症状，包括出汗、颤抖、心悸、心动过速、饥饿感、焦虑、紧张、软弱无力、面色苍白等，还能引起视物模糊、共济失调、昏迷或惊厥等。血糖相对缓慢下降主要是由于胰岛素分泌过多（胰岛素瘤），或由于长效胰岛素制剂在吸收后对肝脏不适当的持续作用，或由于肝脏代谢功能紊乱（酒精性低血糖）使肝糖原输出减少。这些患者低血糖症状可能很不明显，主要是因为缺乏交感神经过度兴奋的症状而主要表现为脑功能紊乱的症状，如进行性意识模糊、行为异常、淡漠、嗜睡、肌张力低下。这时如不纠正低血糖，可顺延波及皮质下中枢、中脑、延髓等，表现为神志不清、幼稚动作（如吮吸）、舞蹈样动作，甚至阵发性、张力性痉挛，锥体束征阳性，乃至昏迷、血压下降。除体温低（常见于低血糖昏迷期间）外，没有明确的体征。

低血糖症状会随血糖恢复正常而很快消失。脑功能障碍症状则在数小时内逐渐消失；低血糖较严重时，需要数天或更长时间才能恢复，而严重持久的低血糖症状可导致永久性功能障碍或死亡。

（二）检验诊断

1.血糖

血糖测定是诊断低血糖症的主要依据，也是判断低血糖症病情的主要实验室指标。出现血糖过低的症状时，几个血糖测定值中至少一个血糖值<2.5 mmol/L。空腹低血糖常提示存在潜在疾病，其常见原因有胰岛细胞肿瘤、非胰腺肿瘤、内分泌性疾病及药源性、酒精性和自身免疫性低血糖等。

2.血浆胰岛素和C肽

空腹血浆胰岛素和C肽水平反映胰岛B细胞的分泌功能，常用于低血糖症的鉴别诊断和评估空腹低血糖情况。当低血糖时，血浆胰岛素浓度≥6 mU/L，则疑为胰岛素介导的低血糖症。排除药物应用史，常见于胰岛素瘤。血浆胰岛素和 C 肽测定还可鉴别高胰岛素血症是内源性还是外源性的，外源性高胰岛素血症血浆胰岛素升高而 C 肽降低，这是因为外源性胰岛素会抑制胰岛 B 细胞的分泌功能。非胰岛素介导的低血糖症血浆胰岛素浓度常≤5 mU/L。

3.48～72 小时饥饿试验

饥饿试验的目的为诱发低血糖，以末次食物摄入时间为试验开始时间，停用所有非急需药物，在严密观察下进行，分别于试验开始及每 6 小时测定血糖、胰岛素和 C 肽。若血糖≤3.3 mmol/L，应每 1～2 小时采血测定。若血糖≤3.0 mmol/L或出现低血糖症状时，应采血测定血糖、胰岛素、C 肽和 β-羟丁酸，并终止试验，静脉推注胰高血糖素 1 mg，并每 10 分钟测 1 次血糖，共测 3 次。胰岛素介导的低血糖症，其血浆 β-羟丁酸<0.27 mmol/L；非胰岛素介导的低血糖症血浆 β-羟丁酸浓度升高。试验期间患者应适当活动，可饮水或不含热量的饮料。

4.胰高血糖素兴奋试验

胰高血糖素是一个含有 29 个氨基酸的直链肽，分子量约为 5 000。胰高血糖素由胰岛 A 细胞分泌，主要作用于肝脏，肝细胞表面有特异性的胰高血糖素受体。胰高血糖素对肝脏的效应包括促进肝糖原分解，抑制肝糖原合成，促进葡萄糖异生及分解，导致血液循环中葡萄糖浓度升高。这些作用与胰岛素的作用恰恰相反。

(1)检测方法：经典方法为静脉注射 1 mg 胰高血糖素，分别测定 0 分钟、6 分钟时血糖、C 肽和(或)胰岛素水平，主要用于了解胰岛素第一时相分泌情况。

(2)临床意义：胰岛素瘤患者静脉注射 1 mg 胰高血糖素后可引起高胰岛素血症，血糖迅速下降并出现明显低血糖反应，本试验可利用此差异来协助诊断胰岛素瘤。本试验具有简单易行、耗时短、易于规范化、重复性好等优点，还可用于各种人群筛选尤其是糖尿病人群 B 细胞功能研究，并可协助指导糖尿病分型和治疗。至于用 C 肽还是胰岛素来评估胰岛功能，国际上存在争议。目前，倾向于以 C 肽来估计胰岛素分泌功能，这主要是因为胰岛素会被肝脏不规则地大量摄取、分解，而且注射外源性胰岛素会干扰内源性胰岛素测定。

5.血浆胰岛素原

血浆胰岛素原由胰岛素和 C 肽组成，是两者的前体。通常只有少量的胰岛素原进入血液循环(占胰岛素的 3%)。

(1)检测方法：酶联免疫吸附试验。

(2)标本：血清或血浆。

(3)参考范围：空腹血清胰岛素原<25 ng/L(因方法而异)。

(4)临床应用:胰岛素原具有与胰岛素相同的生物学作用,其活性弱于胰岛素。胰岛素原刺激肌肉摄取葡萄糖的作用只有胰岛素的6%。胰岛素原受体亲和力低于胰岛素。胰岛素原测定主要用于低血糖症的鉴别诊断。胰岛素原浓度增加见于以下两种情况:①胰腺B细胞肿瘤,因肿瘤使胰岛素原不能转变为胰岛素,部分患者只有胰岛素原升高。然而,尽管胰岛素原生物学活性很低,高浓度胰岛素原仍可能导致低血糖。②罕见的家族性高胰岛素原血症,其原因是胰岛素原转化为胰岛素的能力减弱。

6.胰岛素抗体和胰岛素受体抗体测定

Banting发现用胰岛素治疗的糖尿病患者血清中存在抗胰岛素物质,后命名为胰岛素抗体。胰岛素抗体的产生与胰岛素制剂的免疫原性有关,胰岛素抗体大量生成可导致患者对胰岛素不敏感。胰岛素抗体主要是IgG型,少数为IgM、IgD、IgE型。血清中的胰岛素抗体95.0%～99.9%与胰岛素相结合,少部分呈游离状态。另外,人类体内也存在抗胰岛素受体的抗体,通过与胰岛素受体的结合影响血糖的水平。

(1)检测方法:酶联免疫吸附试验和免疫亲和层析法。

(2)标本:血清或血浆。

(3)参考范围:阴性。

(4)临床应用:几乎所有使用动物胰岛素的糖尿病患者都会产生胰岛素抗体,这些抗体可抵抗胰岛素作用,不仅增加胰岛素的使用剂量,也干扰胰岛素的检测。改善动物来源胰岛素的纯度和使用重组人胰岛素可减少抗体的产生。未接受外源性胰岛素治疗的患者很少产生这种抗体。检测胰岛素抗体可帮助指导胰岛素治疗。糖尿病患者夜间自发性低血糖可能与胰岛素抗体有关。胰岛素抗体可结合血中大量胰岛素,当夜间血酸度增高、血中游离胰岛素下降较快时,胰岛素与抗体解离、释放而引起低血糖综合症。在黑棘皮病患者中可发现血清中存在胰岛素受体抗体。受体与其相应的抗体结合后,使其不能与受体结合,胰岛素不能发挥生理作用。黑棘皮病且伴胰岛素受体抗体的患者具有家族性、高血糖及严重胰岛素抵抗等特点,属于自身免疫病。

7.C肽抑制试验

该试验的方法是给患者肌内注射外源性胰岛素(不含C肽)诱发低血糖。在正常情况下,肌内注射后内源性胰岛素的分泌和释放被抑制,C肽含量下降;而胰岛素瘤患者内源性胰岛素的分泌和释放不受抑制,血清C肽含量不变。该试验主要用于胰岛素瘤的鉴别诊断。

第四章

临床血液系统疾病的检验应用

第一节　红细胞疾病

一、缺铁性贫血

(一)疾病概述

1.定义

缺铁分为3个阶段:储存铁缺乏(iron depletion,ID)期和缺铁性红细胞生成(iron deficiency erythropoiesis,IDE)期及缺铁性贫血(iron deficiency anemia,IDA)期,三者总称为铁缺乏症。IDA是由于体内储存铁被用尽,不能满足正常红细胞生成的需要时发生的贫血,是贫血中最常见的类型。

2.病因和发病机制

正常成人体内60%~70%的铁用于血红蛋白合成,3.5%存在于肌红蛋白,15%~30%以含铁血黄素和铁蛋白的形式构成储存铁,还有极少数铁存在于各种含铁的酶类中。食物中的铁主要是Fe^{3+},Fe^{3+}在胃酸、胃酶等作用下形成Fe^{2+},肠道吸收后运输到血中,进入血中的Fe^{2+},被铜蓝蛋白氧化为Fe^{3+},以血清铁及铁蛋白的形式存在血中,主要用于合成血红蛋白(它通过幼红细胞膜上受体进入细胞内,Fe^{2+}在线粒体与原卟啉Ⅸ合成血红素,进而合成血红蛋白),多余的铁转为机体储存铁。机体在铁缺乏状态下,肠黏膜细胞吸收铁的能力可提高7倍,同时机体中的储存铁也可被利用。

缺铁的常见病因:①慢性失血,如消化性溃疡、胃肠道恶性肿瘤、月经增多、痔疮、钩虫病等;②铁需要量增加,如生长发育中的婴幼儿及儿童、育龄妇女等;③铁供应不足,饮食结构不合理、可利用的铁不足等;④铁吸收不良,如胃大部切除后、长期腹泻、长期饮用浓茶等。

3.临床表现

IDA 的临床表现包括两方面:①贫血引起的表现,头晕、乏力、耳鸣、心悸、面色苍白等;②组织缺铁引起的表现,常有烦躁、头痛,儿童注意力不集中、反应迟钝、生长发育迟缓,可有舌痛、舌炎、吞咽困难,反甲对 IDA 的诊断有较强的特异性,异食癖是 IDA 特异性的症状。

(二)检验诊断

IDA 的检验主要包括血常规检查、血清铁蛋白、血清铁、骨髓检查等。铁缺乏症的分期与实验室检查的关系详见表 4-1。

表 4-1 铁缺乏症分期与实验室检查的关系

	血红蛋白	红细胞计数	细胞外铁	血清铁蛋白	血清铁	转铁蛋白饱和度	总铁结合力
(储存)铁缺乏期	N	N	(—)	↓	N	N	N
IDE 期	↓	N 或↓	(—)	↓	↓	↓	↑
IDA 期	↓	↓	(—)	↓	↓	↓	↑

注:N 表示正常,↓表示下降,↑表示增加,(—)表示阴性。

1.血常规检查

IDA 患者血红蛋白量减少,平均红细胞体积、平均红细胞血红蛋白含量及平均红细胞血红蛋白浓度也均下降,红细胞分布宽度常增加,白细胞计数正常,血小板计数正常或增加。网织红细胞数多正常或轻度增加。血涂片中可见小红细胞、中央淡染区扩大,严重者可见环形红细胞。IDE 患者贫血较轻,血红蛋白量已下降而红细胞数可正常或略减少,平均红细胞体积、平均红细胞血红蛋白含量、平均红细胞血红蛋白浓度一般正常。ID 患者的血常规检查未见异常。

临床上如患者为平均红细胞体积、平均红细胞血红蛋白浓度、平均红细胞血红蛋白含量均下降的贫血,首先考虑 IDA。铁剂治疗有效者,网织红细胞首先增加(一般在 5～10 天后达高峰),而后血红蛋白含量逐步增加(2 周后血红蛋白浓度上升,一般 2 个月左右恢复正常)。所以通过检测网织红细胞计数可监测铁剂治疗是否有效。

2.血清学铁代谢检查

(1)血清铁蛋白:下降。铁蛋白是指去铁蛋白和 Fe^{3+} 形成的复合物,是反映机体储存铁最敏感的指标,其准确性、灵敏度高,可用于早期诊断。因此血清铁蛋白水平下降表明机体缺铁，但正常或增加并不能排除缺铁可能，因为血清铁蛋白是一种急性时相反应物，易受许多病理因素干扰而增加，如感染性疾病、结缔组织病、肿瘤、肝病、戈谢病等，因此铁缺乏并发类风湿关节炎、慢性淋巴细胞白血病、淋巴瘤、肝炎等，血清铁蛋白可正常、增加（甚至明显增加）。

（2）血清铁、总铁结合力及转铁蛋白饱和度（transferrin saturation，TS）：血清铁是指转铁蛋白结合的铁；总铁结合力是指能与 100 mL 血清中全部转铁蛋白结合的最大铁量；TS 是指血清铁与转铁蛋白结合能力的比值，即血清铁除以总铁结合力的百分比。IDA 患者血清铁及 TS 减低，而总铁结合力增加。血清铁的敏感性和特异性均低于血清铁蛋白，且有昼夜变化（早上 7～10 点最高，夜间低），在月经期和口服避孕药时也下降，炎症性疾病、结缔组织病、恶性肿瘤和心肌梗死等可使其下降，肝细胞坏死（如急性肝炎）、标本受污染等则增加，因此不单独作为诊断缺铁的指标。TS 对缺铁诊断的准确度方面次于血清铁蛋白，可作为缺铁性红细胞生成的指标之一。总铁结合力较为稳定，但反映储存铁变化的敏感性低于血清铁蛋白。以上三项指标同时检测，可对 IDA、慢性病贫血和其他储存铁增多的贫血进行鉴别。

（3）血清可溶性转铁蛋白受体（serum soluble transferrin receptor，sTfR）：增加。sTfR 是细胞膜上转铁蛋白受体的一个片段，从细胞膜上脱落到血清中。机体缺铁时 sTfR 含量增加，且与机体缺铁的程度呈正相关，它是一个灵敏、可靠、特异性高的定量指标，不受各种病理因素的影响，较血清铁蛋白更可靠，对 IDA 合并炎症、肿瘤和肝病的诊断具有一定的价值，与血清铁蛋白结合能更好地评价机体的缺铁程度。故 sTfR 被认为是一种可靠的红细胞内缺铁的指标。sTfR/铁蛋白比是鉴别 IDA 和慢性病贫血的较好指标之一，低比率时（＜2.5）考虑为慢性病贫血（其 sTfR 常下降），高比率时（＞2.5）则提示 IDA。临床上有商品化的 sTfR 试剂盒，但是没有一个明确的标准，使得该试验未得到充分应用。

（4）其他项目：如红细胞碱性铁蛋白（erythrocyte alkaline ferritin，EF）、红细胞游离原卟啉（free erythrocyte protoporphyrin，FEP）、锌离子络合成锌原卟啉（zinc protoporphyrin，ZPP）等检测，但这些项目临床很少开展。EF 是幼红细胞合成血红蛋白后残留的微量铁蛋白，与铁粒幼细胞呈良好的平行关系，因此 IDA 时 EF 下降。红细胞内的原卟啉与铁在铁络合酶的作用下形成血红素，故当铁缺乏时，原卟啉不能和铁络合形成血红素，导致 FEP 增加。红细胞内绝大部分游离原卟啉与锌离子络合成 ZPP，故 ZPP 与 FEP 意义相同。

3.骨髓检查

有核细胞增生明显活跃,粒红比下降。红系增生,以中、晚幼红细胞为多见,其胞质发育落后于胞核(即核老质幼),形态特点为胞体小,边缘不整齐,胞质少、偏蓝,胞核小而致密、深染,红细胞呈小细胞低色素。粒系比例相对减低,血小板计数可增多,其他无明显异常。

如患者骨髓检查前曾用铁剂治疗,其骨髓中多染性红细胞常增加;如患者同时伴有慢性失血(如长期月经量过多、慢性消化道出血、阵发性睡眠性血红蛋白尿症等),其中,晚幼红细胞的形态改变与贫血程度常不一致。

骨髓检查时如为初诊贫血者应做铁染色,尤其怀疑 IDA 者必须要做铁染色。IDA 患者细胞外铁呈阴性,细胞内铁阳性率也常为 0%。由于细胞外铁是观察骨髓小粒中的铁,因此标本中如无骨髓小粒,一般不做铁染色。铁染色不受各种病理因素的影响,是反映机体储存铁的金标准,如果细胞外铁阳性可排除缺铁。IDA 患者应用铁剂治疗后,临床上应以储存铁(通常检测血清铁蛋白)恢复正常作为停止补充铁剂的参考依据。IDA 患者幼红细胞过碘酸雪夫染色呈阴性,故可不作为常规染色项目,如红系呈病态改变而需与上述疾病进行鉴别时,应做过碘酸雪夫染色。

IDA 的检验诊断流程见图 4-1,通过血常规及铁代谢检查可确诊 IDA,故骨髓检查不是必做的项目。虽然 IDA 的诊断不难,但应注意与其他小细胞低色素性贫血鉴别。

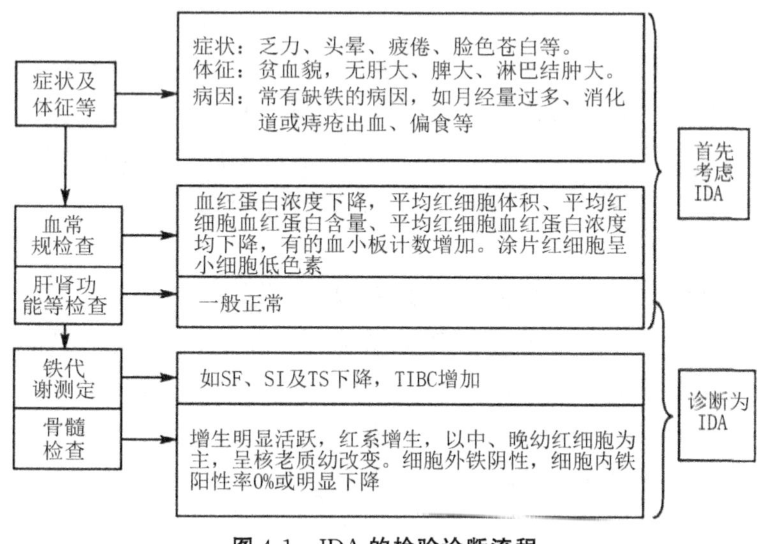

图 4-1 IDA 的检验诊断流程

二、巨幼细胞贫血

(一)疾病概述

1.定义

巨幼细胞贫血(megaloblastic anemia,MA)是由于维生素 B_{12}、叶酸等缺乏导致 DNA 合成障碍,使细胞核(主要为造血细胞和胃肠道内皮细胞)发育障碍所致的一类大细胞性贫血。其骨髓中粒系、红系呈巨幼变,这种细胞未发育到成熟即在骨髓内破坏,称为原位溶血。

2.病因和发病机制

叶酸、维生素 B_{12} 和内因子缺乏均可使 DNA 合成障碍,维生素 B_{12} 缺乏还会导致叶酸减少。DNA 合成速度减慢,致使细胞增殖的 S 期延长,细胞核 DNA 含量虽多于正常但未达到细胞倍增分裂的程度,导致细胞增大而呈巨幼变。

维生素 B_{12} 又称钴胺素、羟钴胺,其中腺苷钴胺(是维生素 B_{12} 生成的 4 种化合物之一)具有促进甲基丙二酰辅酶 A 转变为琥珀酰辅酶 A 的作用,当腺苷钴胺缺乏时,可使非生理性的单链脂肪酸形成,影响神经鞘磷脂形成,造成神经的脱髓鞘改变,出现各种神经系统症状。

MA 的病因大多是由维生素 B_{12} 和(或)叶酸缺乏引起的。

(1)维生素 B_{12} 缺乏原因如下。①摄入不足:如长期素食者。②吸收障碍:全胃切除术后、肠切除术后、腹泻、药物(如对氨水杨酸、秋水仙碱、二甲双胍)、恶性贫血、某些细菌感染。③利用障碍:一氧化氮、钴胺传递蛋白Ⅱ缺乏。

(2)叶酸缺乏原因如下。①摄入不足:食品加工不当、偏食(蔬菜及肉蛋类减少)。②吸收障碍:腹泻、药物(如苯妥英钠、巴比妥酸盐、乙醇)。③需求增加:妊娠、婴儿、肿瘤、慢性溶血性贫血、血液透析。④代谢障碍:二氢叶酸还原酶抑制物(如甲氨蝶呤、乙胺嘧啶)、乙醇、二氢叶酸还原酶缺乏等。

3.临床表现

MA 起病比较缓慢,最主要为贫血引起的一系列症状,如乏力、心悸、疲劳、头晕、呼吸急促等。并常有胃肠道症状,如食欲减退、反复发作的舌炎,表现为舌面光滑、舌乳头萎缩呈“牛肉舌”。维生素 B_{12} 缺乏者还可有神经系统症状,表现为四肢麻木、感觉障碍、步态不稳、双下肢无力;体格检查可出现肌张力、腱反射异常;精神症状可有抑郁、烦躁、嗜睡、精神错乱等。

(二)检验诊断

MA 的检验主要包括血常规检查、骨髓检查、叶酸和维生素 B_{12} 检测。

1.血常规检查

MA患者可见血红蛋白含量下降，白细胞计数及血小板计数下降或正常，故患者常表现为三系、二系减少。其平均红细胞体积、平均红细胞血红蛋白含量及红细胞分布宽度增加，平均红细胞血红蛋白浓度正常，网织红细胞数正常或轻度增加。血涂片中可见粒细胞分叶过多，偶见巨晚幼粒细胞、巨杆状核粒细胞。红细胞明显大小不一，大红细胞、大椭圆形红细胞较易见，并见多染性红细胞、豪焦小体、点彩红细胞、红细胞碎片及有核红细胞。

临床上如患者血常规三系减少，平均红细胞体积和平均红细胞血红蛋白含量增加，平均红细胞血红蛋白浓度正常，红细胞分布宽度增加，临床医师需注意患者饮食等情况，应考虑到巨幼细胞贫血的可能性。MA患者用叶酸和（或）维生素 B_{12} 治疗后，网织红细胞在治疗后3天就开始增加，然后血红蛋白含量逐渐增加（1～2个月内恢复正常），白细胞计数和血小板计数一般在7～10天内恢复正常。

2.骨髓检查

其主要特征为红系、粒系呈巨幼变。巨幼变是指由于叶酸或维生素 B_{12} 等缺乏导致细胞DNA合成障碍而胞质发育正常，呈“核幼质老”改变，其形态特点为胞体及胞核变大、染色质变疏松、胞质变多。MA的骨髓检查特点：①有核细胞增生明显活跃，粒红比下降；②红系明显增生，以巨中、巨晚幼红细胞为多见（一般>10%），常可见多染性红细胞、豪焦小体、嗜碱性点彩及核碎裂，红细胞形态同血涂片；③粒系增生或相对下降，以中性中幼粒以下细胞为主，巨晚幼粒、巨杆状核粒细胞易见，并可见粒细胞分叶过度；④巨系增生或减少，巨核细胞可见分叶过度，血小板计数常减少等。必要时可做过碘酸雪夫染色及铁染色，均正常，可与其他疾病进行鉴别或判断是否同时伴有缺铁。

通过骨髓检查，细胞形态学典型者基本可做出确诊性诊断意见，但不能区分是由于叶酸还是维生素 B_{12} 缺乏引起的；对于不典型的患者，应注意与骨髓增生异常综合征、红白血病等鉴别，可采用诊断性治疗（即治疗前10天及试验过程中避免进食含维生素 B_{12} 及富含叶酸的食物，给叶酸10 mg/d口服或肌内注射500 μg/d维生素 B_{12}），治疗3天后网织红细胞上升（5～8天达高峰）或治疗3天后复查骨髓，红系巨幼变已基本恢复正常，则说明是巨幼细胞贫血，否则应考虑其他疾病。

3.血清叶酸和维生素 B_{12} 测定

准确地诊断叶酸和维生素 B_{12} 缺乏需做多项实验室检查，其中血清叶酸和维

生素 B_{12}测定是临床上重要的检测项目，可用化学发光法或放射免疫法测定。叶酸缺乏患者其血浆及红细胞内叶酸下降，维生素 B_{12}缺乏患者血浆维生素 B_{12}和红细胞内叶酸下降。由于该两类维生素的作用均在细胞内，而不是在血浆中，所以检测血清中浓度只能作为筛选检查，但这两项检测一般都能满足临床疾病诊断的需求。服用抗生素、避孕药及抑制 DNA 合成的药物者应停药 1 周后进行检测，验血前禁止饮酒。

血清叶酸下降还可见溶血性贫血、甲亢、骨髓增殖性肿瘤、骨髓增生异常综合征、恶性肿瘤、妊娠、肠道吸收不良、酒精中毒等；维生素 B_{12}下降还可见于妊娠、口服避孕药者、长期素食者、酗酒、恶性肿瘤、胃切除术后、肠道吸收不良、使用抑制 DNA 合成的药物者等。故临床医师应结合其他检查，做出正确的判断。

4.其他测定

红细胞内叶酸测定、血清甲基丙二酸及高半胱氨酸测定、钴胺素传递蛋白、钴胺素传递蛋白饱和度、脱氧尿嘧啶核苷酸抑制试验、组氨酸负荷试验等可协助明确诊断。红细胞内叶酸测定不能用于叶酸和维生素 B_{12}缺乏的鉴别诊断；血清甲基丙二酸及高半胱氨酸测定是诊断维生素 B_{12}缺乏的"金标准"，也是维生素 B_{12}缺乏与叶酸缺乏的鉴别点，以及随访维生素 B_{12}缺乏者疗效的一个有用的指标。但这些指标由于各种原因，临床上很少开展。

从实验室角度来说，巨幼细胞贫血患者通过血常规检查、骨髓检查、叶酸和维生素 B_{12}测定等检查即可明确诊断，巨幼细胞贫血的检验诊断流程见图 4-2。

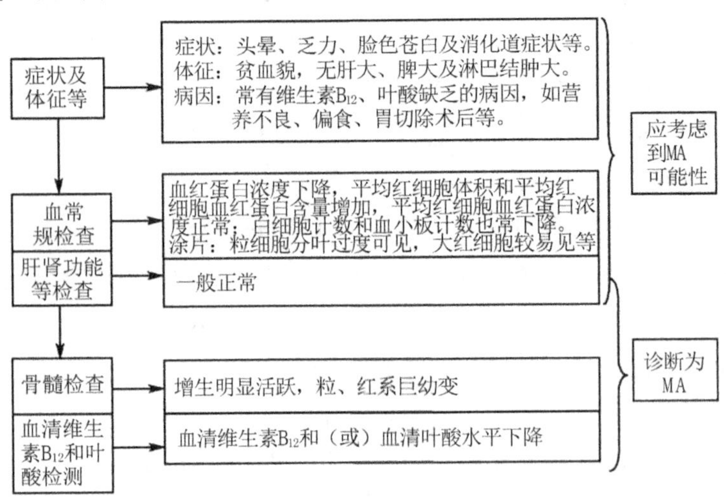

图 4-2　巨幼细胞贫血的检验诊断流程

第二节　白细胞疾病

一、白血病

(一)疾病概述

1.定义

白血病是一组来源于造血干细胞克隆性增殖的恶性血液病,其特点为骨髓中白血病细胞因恶性增殖、分化阻滞和凋亡受抑而大量增加,临床主要表现为贫血、出血、感染及浸润。

2.病因和发病机制

病因和发病机制目前尚不清楚。病因可能与电离辐射、化学因素、病毒感染及遗传因素等有关。白血病的发生是由于造血干细胞突变,如染色体易位、点突变、插入突变等,导致原癌基因活化和抑癌基因失活。突变的蛋白通常是转录因子或转录途径的关键要素,干扰了造血干细胞前体生长、生存、分化和成熟的调节。常见突变是核心结合因子,如 RAR、HOX 家族和 MLL 等。核心转录因子活化了与髓系、淋系细胞分化和成熟有关的基因,但这些原发的突变还不足以引发白血病。二次的活化突变是已发生一次突变的细胞获得增殖优势的关键。即白血病的发病过程中存在至少 2 类的基因突变:Ⅰ类基因的突变导致细胞的增殖和生存优势,而Ⅱ类基因的突变干扰了其分化和成熟,从而表现出典型的白血病表型。

3.临床表现

急性白血病主要临床表现:①贫血,为正细胞正色素性贫血,早期即可出现,随着病情进展而加重。②发热,多数是由感染所致,感染部位以口腔、呼吸道、泌尿道、肠道、肛周等多见,严重者可引起败血症而导致死亡。也可以是肿瘤热。③出血,以皮肤、黏膜出血常见,黏膜以鼻腔、口腔、阴道出血为明显,重者可有颅内、呼吸道、消化道等出血而导致死亡。④浸润,白血病细胞可浸润各组织脏器,故常有肝大、脾大、淋巴结肿大,胸骨中、下段压痛(白血病细胞大量增生导致髓内压力增加),并可浸润皮肤、口腔黏膜、神经系统、胃肠系统、泌尿生殖系统等,表现为牙龈浸润、口腔脓肿、喉阻塞及皮肤斑疹、丘疹、疱疹、脓疱等。

慢性白血病常无明显症状,有的在体检时被发现;或出现低热、体重减轻、疲乏等非特异性症状为主，有的患者脾大或淋巴结肿大。

（二）检验诊断

白血病的检验主要包括血常规检查、骨髓检查、细胞免疫学检查、遗传学检查等，其中骨髓检查为最重要、最基本的检查项目。

1.血常规检查

血常规检查是白血病的筛选项目，患者可出现血细胞计数和血细胞分类异常。急性白血病以白细胞计数增加、血红蛋白量及血小板计数下降最常见，其次是三系减少、白细胞计数减少而其他两系减少，个别仅表现为一系减少；慢性白血病的白细胞计数增加，血红蛋白量常下降，而血小板计数不一定。

如外周中白细胞计数＞100×10^9/L，称为高白细胞性白血病；如原始细胞绝对值＞100×10^9/L，且伴有颅内出血和（或）中枢神经系统浸润、呼吸窘迫综合征等临床危险症候者，称为急性白血病原始细胞危象。

血涂片分类时，大多数急性白血病可见一定量原始细胞和（或）幼稚细胞（其比例常与白细胞数呈正相关）。慢性白血病患者常以某种成熟血细胞为主，接近成熟的幼稚细胞较易见或少见，原始细胞少见。

由于血涂片中的异常细胞往往比骨髓涂片中更成熟，结合血涂片中异常细胞的形态特点有助于急性白血病细胞系列的判断及白细胞疾病的诊断。故初诊患者做骨髓检查时，需同时送血涂片3～4张。

2.骨髓检查

骨髓检查包括骨髓常规检查及细胞化学染色。白血病初诊患者通过骨髓检查绝大多数能确诊。骨髓增生极度活跃或明显活跃，但骨髓标本取材不佳可呈增生活跃、增生减低或增生极度减低，而真正的低增生性白血病很少见。骨髓检查的主要特点：白血病细胞增生，正常血细胞常明显减少或缺如。急性白血病的主要特点：白血病细胞≥20%（不同类型白血病所指的白血病细胞也不同，如原始粒细胞、异常早幼粒细胞、原始淋巴细胞＋幼稚淋巴细胞、原始单核细胞＋幼稚单核细胞等），含棒状小体的急性白血病即为急性髓细胞白血病。慢性白血病的主要特点：某系成熟血细胞为主，接近成熟的幼稚细胞较易见或少见，原始细胞少见。

由于受白血病细胞多态性、观察者认知水平、主观因素等影响，仅依靠细胞形态学只有60%～70%能确定白血病类型。为了提高对急性白血病细胞系列判断的准确性，初诊患者必须结合细胞化学染色，以进一步确定或提示亚型。而慢性白血病是以成熟细胞为主（有的伴有幼稚细胞增多），细胞系列较易判断，故不需做细胞化学染色；不过慢性髓细胞白血病结合中性粒细胞碱性磷酸酶染色，对判断慢性粒细胞白血病具有重要意义；当慢性粒细胞白血病发生急变时，就应按初诊的急性白血病来处理。

3.细胞免疫学检查

血细胞分化为成熟血细胞过程中会出现一系列免疫表型的变化，而且某些抗原表达只见于特定细胞系列的不同发育阶段，故检测一系列分化抗原有助于急性白血病类型的确定，并指导治疗方案制订及预后判断。慢性白血病骨髓中的白血病细胞系列和阶段通过镜检往往就能做出正确的判断，所以细胞免疫分型对慢性白血病的诊断意义不大。

4.遗传学检查

多数急性白血病有染色体数量和(或)结构异常，主要为癌基因突变激活、抑癌基因突变失活或缺失等。最常见染色体异常为易位，造成基因重排、融合基因形成。融合基因在病程中往往较稳定，是白血病可靠分子标志。

遗传学检查的方法包括染色体常规核型分析、荧光原位杂交及 PCR 技术，其各有优、缺点，相辅相成。①常规核型分析：能对全部染色体异常进行检查，是首选技术，但它必须依赖质量较好的中期分裂象，并只能分析＞1 条带的染色体异常，无法检查亚显微镜水平的染色体缺失或重排；②荧光原位杂交技术：可分析中期细胞及非分裂的间期细胞，有较高的异常识别能力(能检测染色体数目异常、融合基因及扩增基因，还可和细胞形态学与免疫化学结合，做出定位分析)，但目前还不能完全取代常规核型分析，该技术需要相应的探针；③PCR 技术：具有灵敏、快速及简便等优点，可检测融合基因、基因突变及异常表达，但存在着假阳性和假阴性较高、需要特异性引物等局限性。

5.骨髓活检

有条件的医院应将骨髓活检作为白血病患者的常规检查项目，因为骨髓活检可弥补骨髓穿刺的不足，尤其对于骨髓增生减低或极度减低者，以及伴有骨髓纤维化、脂肪化及骨髓坏死的患者，骨髓活检比骨髓穿刺更能真实和全面地反映骨髓造血情况。但骨髓活检切片中的细胞形态远远不如骨髓涂片清楚，所以在判断白血病细胞类型及亚型方面欠缺些。

二、霍奇金淋巴瘤

(一)疾病概述

1.定义

霍奇金淋巴瘤是淋巴组织的恶性肿瘤,大多数情况下肿瘤细胞来自生发中心B细胞,霍奇金淋巴瘤以在反应性炎性细胞背景中出现少量R-S细胞为主要特征。

2.病因和发病机制

霍奇金淋巴瘤病因仍不清楚。大量研究结果表明,为首的感染因素仍属EB病毒,但没有获得肯定的证据。

3.临床表现

霍奇金淋巴瘤患者常有全身性症状,包括淋巴结肿大、发热、严重夜间盗汗、消瘦、全身性皮肤瘙痒等。几乎霍奇金淋巴瘤的患者均有不同程度的淋巴结肿大,以颈部和锁骨上淋巴结肿大最为常见,其次是腋下淋巴结肿大,纵隔淋巴结肿大或肿块也较易见。此外,结外病变可以发生在体内任何部位,脾脏、肝脏、肺、骨骼和骨髓是常见的结外累及部位,每种各占5%～10%,中枢神经系统和睾丸的霍奇金淋巴瘤却极为罕见,而在非霍奇金淋巴瘤相对常见。病变淋巴结部位在饮酒后立即出现疼痛是一个非常奇怪的症状,对霍奇金淋巴瘤有很高的特异性,但发生率不到10%。

(二)检验诊断

霍奇金淋巴瘤的检验主要包括组织活检、骨髓检查、遗传学检查等,其中组织活检(尤其是淋巴结活检)是确诊霍奇金淋巴瘤及分型最重要的实验室检查手段。

1.组织活检

组织活检包括淋巴结、肝、脾、肺、皮肤、骨骼、骨髓、消化道等受累组织的活检,结合免疫组织化学结果可做出确诊性诊断意见。由于淋巴结组织活检不但要在显微镜下观察细胞形态,还要观察整个淋巴结结构及间质细胞反应情况,所以最好取完整淋巴结送检,而且应选择大、丰满、质韧的淋巴结,并尽量选择受炎症干扰小的部位取材。为了能尽快了解疾病性质,可制备淋巴结印片;也可留取一定量的新鲜标本送流式细胞仪和分子生物学检查,以辅助诊断。细针穿刺活检对诊断有一定的提示作用,但常常由于取到的细胞太少,往往不能提供足够的证据来确认霍奇金淋巴瘤,也常不能分型,还容易引起血肿。

骨髓活检在初次疾病分期时也是很必要的检查项目，不仅是因为结果能影响临床分期、初始治疗方案的选择，而且还影响到将来疾病复发时治疗的决策。诊断结外部位霍奇金淋巴瘤通常要求发现典型 R-S 细胞，但对累及骨髓并不一定需要有 R-S 细胞存在。对已明确为霍奇金淋巴瘤的患者，如果出现明显骨髓纤维化或骨髓坏死，也是作为骨髓累及的病理学标准。

2.血常规检查

霍奇金淋巴瘤初期血常规检查多数正常，少数血红蛋白量下降，随疾病进展而逐步下降，故进行性贫血是临床上判断淋巴瘤发展与否的一个重要指标之一。个别患者伴有抗人球蛋白试验阳性的溶血性贫血。疾病晚期可表现为全血细胞计数减少。疾病早期白细胞分类常正常，有的可见嗜酸性粒细胞计数增多。

3.骨髓检查

霍奇金淋巴瘤浸润骨髓的发生率比非霍奇金淋巴瘤低。在骨髓未浸润时，骨髓只是表现为增生活跃或明显活跃，有时可见嗜酸性粒细胞增多。如果骨髓受浸润，部分患者可发现 R-S 细胞。骨髓累及多数见于淋巴细胞消减型，其次为混合细胞型，而结节硬化型、结节性淋巴细胞为主型很少浸润骨髓。

4.遗传学检查

多数有克隆性染色体异常，但未发现特异性异常。淋巴细胞为主型细胞与 CD30＋的 R-S 细胞存在*Ig* 基因重排，多数患者癌基因及抑癌基因表达异常，极少数经典型霍奇金淋巴瘤可检测到克隆性 T 细胞受体基因重排。

5.其他检查

红细胞沉降率、血清铁蛋白及乳酸脱氢酶常增加，疾病进展期患者 β_2-微球蛋白增加，骨骼受累时血碱性磷酸酶和血钙常增加，有的 IgG 和 IgA 增加等。部分霍奇金淋巴瘤患者血清中 EBV 病毒抗体呈阳性，用 PCR 技术研究发现 18%～50%患者的 RS 细胞表面存在由 EBV 病毒的基因组成的 RNA。

从实验室角度来说，典型霍奇金淋巴瘤的诊断并不困难，根据淋巴结的组织活检（包括免疫分型），常可确诊霍奇金淋巴瘤及亚型。但有时组织病理表现不典型者诊断也很困难，误诊率可高达 25%。临床上 X 线、CT、MRI 及 B 超等检查对淋巴瘤诊断和临床分期有很大的帮助。骨髓检查、骨髓活检等检查对临床分期、治疗选择有一定的价值。

第三节 出血性和血栓性疾病

一、原发免疫性血小板减少症

(一)疾病概述

1.定义

原发免疫性血小板减少症(primary immune thrombocytopenia,ITP)是由于对自身抗原的免疫失耐受,导致免疫介导的血小板破坏增多和巨核细胞产生血小板不足的疾病,约占出血性疾病的 1/3。

2.病因和发病机制

主要发病机制是体液和细胞免疫介导的巨核细胞数量和质量异常而引起血小板生成不足及免疫介导的血小板过度破坏。

3.临床表现

ITP 的临床表现以皮肤、黏膜出血为主,部分患者可无出血症状。患者出血的严重程度及频率与血小板的数量有关,当血小板计数在$(10\sim50)\times10^9/L$时,部分患者可自发出现瘀点和紫癜;当血小板计数$<10\times10^9/L$时,有严重出血者可危及生命(如颅内出血),但事实上死亡率非常低。出血风险随着年龄增加而增加。

(二)检验诊断

ITP 检验的主要特点:血小板计数下降、骨髓中巨系增生伴成熟障碍、血小板自身抗体阳性等。

1.血常规检查

血常规检查可见血小板计数下降,血小板平均体积增加(血小板出现代偿性生成增加所致),其他指标一般正常。伴明显出血者(尤其是育龄女性)可有贫血甚至呈小细胞低色素性及网织红细胞偏高。此外,还可做网织血小板计数,这是测定新释放入血液循环的新生血小板,其体积较大,成熟度低,故 ITP 时网织血小板计数增加,是诊断 ITP 敏感性较高的实验室指标,也可作为治疗的随访指标。

血常规检查是诊断本病最基本的项目。但由于多种原因(如标本凝固、血小板 EDTA-K_2抗凝剂致敏者、标本溶血、标本放置时间过长、仪器误差等）可导致血小板计数假性减少，所以应多次检查以确定血小板计数是否下降及下降的程度。

2.骨髓检查

骨髓检查可见骨髓增生活跃或增生明显活跃，巨核细胞系统增生或明显增生伴成熟障碍(即产血小板型巨核细胞及血小板计数明显减少)，有时巨核细胞可见颗粒减少及变性改变，其他系统一般无明显异常。如患者伴有贫血，红系可明显增生，有的还伴有缺铁改变。ITP 患者通过骨髓检查可做出符合性、支持性或描述性诊断意见，并可排除其他血液系统疾病的可能性。所以怀疑 ITP 的患者建议将骨髓检查作为常规检查项目。

3.血小板自身抗体测定

血小板自身抗体测定包括血小板膜表面相关抗体和特异性自身抗体，多属于定性、半定量试验，ITP 患者结果为阳性或自身抗体增加。

(1)血小板膜表面相关抗体：目前多用流式细胞仪的血小板免疫荧光试验来检测血小板是否有自身抗体，分为直接法与间接法，其特异性较低，属于筛选试验。

(2)血小板特异性自身抗体：是目前诊断 ITP 的主要检测方法，并可鉴别免疫性与非免疫性血小板减少。血小板特异性自身抗体检测还可采用流式微球技术、流式免疫芯片技术。

由于影响血小板自身抗体检测的因素较多，如标本需新鲜(血小板不稳定，标本采集后应尽快测定)、血小板需洗涤干净等，有时结果误差较大。

4.其他检查

有的患者血小板对腺苷二磷酸、凝血酶诱导的聚集反应增强，所以这类患者血小板计数虽较低但出血症状较轻；伴有贫血患者，铁染色可呈现骨髓铁减少或缺乏，血清铁及铁蛋白可下降；血小板生成素、凝血机制的筛选试验以及自身免疫系统疾病筛查试验等均正常。

因 ITP 的实验室检查缺乏特异性，其诊断应结合临床及各项实验室检查进行综合分析，并排除其他继发性血小板减少症。

二、弥散性血管内凝血

(一)疾病概述

1.定义

弥散性血管内凝血(disseminated intravascular coagulation，DIC)是在多种

疾病基础上，致病因素损伤微血管、凝血活化，导致全身微血管血栓形成、凝血因子大量消耗并继发纤溶亢进，引起以出血、微循环衰竭为特征的一种严重的临床综合征。

2.病因和发病机制

引起DIC的病因很多，主要基础疾病包括严重感染、恶性肿瘤、病理产科、手术及外伤等。其发病机制有多方面：①血管内皮细胞损伤，激活凝血因子Ⅻ，启动内源性凝血途径；②组织损伤，促凝物质进入血液，启动外源性凝血途径；③血小板被激活、大量聚集，最终形成大量血小板微血栓；④血细胞大量破坏进而释放促凝物质，促进凝血过程；⑤补体系统被激活，促进DIC的发生；⑥血管运动活性和血液流动性改变，导致局部缺血或淤血，或使血黏滞度增加，而有利于微血栓形成；⑦纤溶功能失调，纤溶活性下降使局部易于形成透明微血栓，纤溶活性亢进可加剧出血。

3.临床表现

除原发病表现外，临床还可见：①出血，患者多部位、自发出血倾向，常见于皮肤、黏膜、伤口及穿刺部位，严重者危及生命；②休克或微循环衰竭，急性DIC常伴休克，早期即可出现肾、肺、大脑等器官功能不全；③微血管栓塞，浅表栓塞表现为灶性或斑块状坏死，深部栓塞常累及肾、肺、脑等，使其功能衰竭；④微血管病性溶血性贫血较少发生，贫血程度与出血量不成比例，偶有轻度黄疸。外周血涂片中出现破碎红细胞，可有血红蛋白尿。

根据DIC发生、发展速度不相同，分为3种类型。①急性型：可在几小时或1～2天内发生，常见于各种严重感染、严重创伤、血型不合的输血及羊水栓塞等，临床表现常以休克和出血为主，病情恶化迅速。②慢性型：起病缓慢，病程长，可持续几个星期以上，常见于恶性肿瘤、系统性红斑狼疮等，常以某脏器功能不全的表现为主，有时仅有实验室检查异常。③亚急性型：在数天内逐渐形成，常见于恶性肿瘤转移、宫内死胎等，临床表现介于急性型和慢性型之间。

根据病理生理特点及发展过程，典型者DIC可经过3个时期。①高凝期：为DIC早期。凝血系统被激活，导致微血栓的形成，部分患者可无明显临床症状，尤其在急性DIC该期极短，不易发现，实验室检查表现为血液高凝状态。②消耗性低凝期：为DIC中期。由于凝血系统被激活和微血栓的形成，凝血因子、血小板消耗性减少，此时常伴有继发纤溶，有严重程度不等的出血。实验室检查可见血小板计数减少及凝血因子减少，部分纤溶指标异常。③继发性纤溶功能亢进期：为DIC晚期。纤溶酶大量形成，并形成纤维蛋白原降解产物，它们均有很强的纤溶和(或)抗凝作用,故出血十分明显。实验室检查表现除具有前一期实验室指标变化的特征外,继发性纤溶亢进相关指标的变化十分明显。

根据 DIC 代偿情况,可分为代偿型、失代偿型和过度代偿型。

(二)检验诊断

DIC 患者检验的主要特点:血小板计数及纤维蛋白原呈进行性下降,活化部分凝血活酶时间和凝血酶原时间常延长,纤维蛋白原降解物及 D-二聚体常明显增加,3P 试验可阳性等。由于 DIC 的特殊性,其测定的基本要求:①实验室检查力求简便、快速,一般应在 2 小时内出具结果报告;②试验测定意义应密切结合临床,综合分析;③DIC 不同阶段的实验室测定结果也有差异,故动态测定对 DIC 的诊断价值更大。

1.血常规检查

血常规检查可见血小板计数 $<100\times10^9/L$ 或进行性下降,故需动态测定血小板计数的变化,是 DIC 诊断的重要指标。血红蛋白量常减少,白细胞计数正常或增加。血液涂片中常可见破碎红细胞,>2%对 DIC 有辅助诊断意义。

2.凝血筛选试验

活化部分凝血活酶时间、凝血酶原时间在 DIC 的不同时期其结果也不同。DIC 早期活化部分凝血活酶时间、凝血酶原时间缩短,DIC 中期活化部分凝血活酶时间和凝血酶原时间可出现不同程度的延长,DIC 晚期活化部分凝血活酶时间和凝血酶原时间出现明显的延长或不凝。另外,纤维蛋白原被大量消耗而使纤维蛋白原进行性下降,这也是诊断 DIC 的重要指标。DIC 患者用普通肝素治疗后,需通过活化部分凝血活酶时间检测肝素用药量,以患者的活化部分凝血活酶时间延长为正常人 1.5~2.0 倍时为合适剂量;低分子肝素常规剂量下治疗,无须严格血液学监测。

3.纤溶活性检测

(1)纤溶酶原:DIC 并发纤溶亢进时可导致消耗性下降。

(2)3P 试验:阳性(见于 DIC 早期及中期)或阴性(晚期)。

(3)纤维蛋白降解产物:D-二聚体、纤维蛋白原降解物两者均可明显增加。

4.抗凝蛋白测定

抗凝血酶及蛋白 C 呈消耗性下降。

第五章

临床风湿免疫性疾病的检验应用

第一节　弥漫性结缔组织疾病

一、系统性红斑狼疮

(一)疾病概述

1.定义

系统性红斑狼疮(systemic lupus erythematosus,SLE)是一种临床表现有多系统损害症状的慢性系统性自身免疫性疾病,其血清具有以抗核抗体为主的大量不同的自身抗体。本病病程以病情缓解和加重交替为特点。

2.病因和发病机制

SLE病因至今尚未明确,目前认为并非单一因素引起,既有遗传、性激素等内在因素,也与环境因素和药物等外因有关。

(1)遗传因素。①流行病学及家系调查:有资料表明SLE患者第一代亲属中患SLE者8倍于无SLE患者家庭,单卵双胞胎SLE者5～10倍于异卵双胞胎。②易感基因:研究证明SLE的发病是多基因相互作用的结果。

(2)雌激素:女性患者明显高于男性,在围绝经期前阶段女男之比为9∶1,而儿童及老人之比为3∶1。育龄女性的患病率与同龄男性之比为9∶1,睾丸发育不全的男性常发生SLE,SLE患者不论男女均有雌酮羟基化产物增高。妊娠可诱发本病或加重病情,妊娠后期和产后哺乳期出现病情加重与体内的雄激素和催乳素水平升高有关。另外,妊娠、服用孕激素类避孕药常使SLE病情恶化,均提示雌激素可能参与了此疾病的发生。

(3)环境因素。①阳光:紫外线不但可使SLE皮疹加重,而且可以引起疾病反复或恶化，称为光过敏现象。原因是紫外线可使皮肤上皮细胞的某些分子，如DNA变性，免疫原性增高而成为自身抗原，进而诱导机体产生自身抗体。②某些含有芳香族胺基团或联苯胺基团的药物（如普鲁卡因胺、肼屈嗪等）可以诱发药物性狼疮。而一些化学试剂、微生物病原体（流感病毒、麻疹病毒）等也可诱发疾病。

3.临床表现

SLE可急性发作或隐匿发病，病程常缓解与复发交替。临床症状多样，患者之间临床表现差异较大，早期症状往往不典型。

（1）全身症状：全身症状多见于活动期患者。约90%的患者在病程中出现各种热型的发热，多为低、中度热。此外，亦可出现疲倦、乏力、体重下降等。

（2）皮肤黏膜：80%患者在病程中有皮肤损害，表现多种多样，包括颊部蝶形红斑、丘疹，盘状红斑，指掌部或甲周红斑，指端缺血，面部及躯干皮疹，紫癜或紫斑、水疱和大疱等。最具特征者为颊部蝶形红斑。40%患者在日光或其他来源的紫外线照射后出现光过敏现象，有的甚至诱发SLE的急性发作；浅表皮肤血管炎可表现为网状青斑；40%患者有脱发，不仅发生于头发，也可发生于身体其他部位的毛发；30%患者可出现口腔溃疡；30%患者出现雷诺现象。

（3）关节与肌肉：关节痛是常见的症状之一。近端指间关节、掌指关节、腕、膝是常受累的关节，一般不引起关节畸形，肩、肘、踝及髋关节较少累及。部分患者可有肌痛，5%出现肌炎。

（4）肾：几乎所有患者均有肾组织的病理变化，但有临床表现者仅约75%，可表现为蛋白尿、血尿、管型尿、肾性高血压、肾功能不全等。狼疮性肾炎的表现为急性肾炎、慢性肾炎、肾病综合征、远端肾小管酸中毒和尿毒症等，尿毒症是SLE常见的死亡原因。

（5）心血管：约30%患者有心血管表现，其中以心包炎最为常见。患者有心前区疼痛或无症状。10%患者可有心肌损害，10%有周围血管病变，如血栓性静脉炎等。

（6）肺与胸膜：本病常累及肺和胸膜，引起胸膜炎、胸腔积液。约有10%患者发生急性狼疮性肺炎，表现为发热、干咳、胸痛及呼吸困难等。35%患者可有单侧或双侧胸膜炎。

（7）消化系统：约30%患者有食欲缺乏、腹痛、呕吐、腹泻、腹水等。其中部分患者以上述症状为首发。少数可并发急腹症，如急性腹膜炎、胰腺炎、胃肠炎、肠坏死等。40%患者血清转氨酶升高，肝不一定肿大，常无黄疸。

(8)血液系统：约60%活动性SLE有慢性贫血表现，10%为溶血性贫血(Coombs试验阳性)，约40%患者白细胞计数减少或淋巴细胞绝对数减少，约20%患者有血小板计数减少。约20%患者可有无痛性的轻或中度淋巴结肿大，病理活检可呈坏死性淋巴结炎。约15%患者有脾大。

(9)神经系统：25%患者有中枢神经系统损伤，其中脑损害最多见，故称有此器官受累者为狼疮脑病。可表现为头痛、呕吐、偏瘫、癫痫发作、意识障碍；或为幻觉、妄想、猜疑等各种精神障碍症状。脑损害症状提示SLE病情的活动，且病情加重，往往预后不佳。此外亦可出现脑神经与外周神经的病变。严重头痛可以是SLE的首发症状。

(10)眼：15%患者有眼底变化，如出血、视盘水肿、视网膜渗出物等。其原因为视网膜血管炎。重者可在数天内致盲。早期治疗多数可逆转。

(二)检验诊断

SLE的诊断主要依赖于临床表现和实验室检查。抗ds-DNA抗体是SLE最重要的诊断标志之一，ds-DNA与相应自身抗体形成的免疫复合物可导致皮下、肾和其他器官的组织损伤，该抗体滴度与疾病的活动性相关。另外，抗Sm抗体也是SLE的特异性标志。SLE患者中还可检出其他抗体，如抗核糖核酸、组蛋白以及其他核抗体。而药物诱导的狼疮中常可检出抗组蛋白抗体。

1.抗核抗体

抗核抗体是风湿性疾病的筛选性试验，未经治疗的SLE患者几乎95%都能检出抗核抗体，且滴度较高，抗核抗体阴性基本可排除SLE。但抗核抗体并非SLE特异的自身抗体，也见于药物性狼疮、混合性结缔组织病等其他风湿性疾病。特别是低滴度的抗核抗体可出现在感染、肿瘤及正常人中。未加稀释的正常人血清约有1/3呈阳性结果，因此实验室一般将血清进行1∶100稀释后进行检测。抗核抗体滴度与疾病的活动性无相关性，高滴度抗核抗体阳性也不一定预示病情严重程度。

2.抗dsDNA抗体

抗dsDNA抗体对SLE有较高的特异性，70%～90%的活动期SLE患者该抗体阳性，且抗体滴度的消长与SLE疾病的活动程度性相平行，随着疾病活动的控制，抗体滴度可以下降或消失，可作为治疗和预后的指标。抗dsDNA抗体被认为是参与SLE发病机制的主要自身抗体，它与细胞外以核小体形式存在的DNA形成免疫复合物，沉积在毛细血管导致器官的损伤。该抗体常与肾病和中枢神经系统的累及有关，且抗体滴度是狼疮肾炎活动性的重要指标。

3.抗 Sm 抗体

抗 Sm 抗体是 SLE 的特异性抗体之一,特异性达 99%,但灵敏度仅为 20%~30%。抗 Sm 抗体水平不与 SLE 疾病的活动性相关,治疗后的 SLE 患者也可存在抗 Sm 抗体阳性。抗 Sm 抗体的检测对早期、不典型的 SLE 或治疗后的回顾性诊断有很大帮助。

4.抗组蛋白抗体

SLE 患者中抗组蛋白抗体的阳性率为 30%~80%,并且常伴有抗 dsDNA 抗体阳性,95%以上的药物性狼疮可出现抗组蛋白抗体,常见的药物有肼屈嗪、异烟肼及氯丙嗪,但不同的药物可诱导出针对不同组蛋白的抗体。药物性狼疮患者通常抗 dsDNA 抗体阴性。

5.抗核糖体 P 蛋白抗体

抗核糖体 P 蛋白抗体几乎只对 SLE 特异,为 SLE 另一特异性抗体,但对 SLE 患者的诊断敏感度仅为 10%~20%,有报道表明该抗体主要与伴有精神症状的中枢神经损伤型 SLE 相关,与抗 dsDNA 抗体不相关。广泛存在于狼疮脑病患者血清和 CSF 中,在精神症状发作前及发作期抗核糖体 P 蛋白抗体效价显著升高。在具有脑炎和神经病的 SLE 患者中,抗核糖体 P 蛋白抗体敏感性达 56%~90%。另外,该抗体与小儿 SLE 的相关性也已被证实。

6.抗增殖细胞核抗原抗体

抗增殖细胞核抗原抗体对 SLE 有很高的特异性,为 SLE 又一特异性抗体,但其对 SLE 的灵敏度仅为 3%~6%,该抗体很少见于其他疾病。另据文献报道,抗增殖细胞核抗原抗体可能与 SLE 患者发生弥漫性增殖性肾小球肾炎相关。抗增殖细胞核抗原抗体已成为分子学家和细胞学家研究 DNA 合成、修复和调节的自身抗体,因此它对了解一个重要的细胞过程有重大作用。

7.抗核小体抗体

抗核小体抗体在 SLE 诊断中的意义已被许多临床研究肯定。最近有研究发现,抗核小体抗体在 SLE 患者中的诊断敏感性为 69%~74%,特异性为 94.6%~100%,说明该抗体是诊断 SLE 敏感性和特异性均较高的自身抗体。抗核小体抗体在狼疮肾炎患者中的阳性率明显高于无狼疮肾炎的 SLE 患者,提示抗核小体抗体与狼疮肾炎的发生、发展有关。抗核小体抗体分别与抗核蛋白抗体、抗 dsDNA 抗体联合检测对 SLE 诊断的敏感性可提高到 75%和 70%以上,因此该抗体在评价 SLE 疾病和狼疮肾炎的进展有重要意义。

8.抗神经元抗体

采用神经母细胞瘤细胞为抗原建立酶联免疫吸附试验来检测患者血清中的抗神经元抗体。该抗体对诊断 SLE 的特异性较高，尤其当患者 CSF 中的抗神经元抗体阳性时，是诊断狼疮脑病的敏感而特异的指标，且抗体水平与神经系统病变的病情活动呈正相关。

9.补体

与低补体血症有关的风湿免疫性疾病主要是 SLE，75%～90%的 SLE 患者血清补体减少，尤其在活动性狼疮肾炎等，以 CH_{50} 及 C3 变化最为敏感，其原因主要是由于 SLE 患者体内循环免疫复合物水平的增加和抗 C1q 抗体结合补体而造成补体消耗增加。当 SLE 患者病情控制后补体可逐步恢复到正常水平，因此补体降低也被认为是 SLE 疾病活动重要指标之一。

10.抗 C1q 抗体

抗 C1q 抗体存在于 SLE 患者血清中，与 C1q 分子结合，使后者不能发挥清除作用。抗 C1q 抗体水平增高与 SLE 疾病活动及肾损害有关，该抗体在狼疮肾炎的 SLE 患者中阳性率高达 95%以上，因此，血清中抗 C1q 抗体的检测对于狼疮肾炎的早期诊断和活动性判断有重要意义。

11.抗心磷脂抗体

抗心磷脂抗体是抗磷脂抗体中最具代表性的一种抗体，因抗心磷脂抗体的特异性最强，与各种疾病关系的研究也最多。该抗体在 SLE 患者中阳性检出率也较高，阳性率可达 20%～50%，主要是 IgG 型和 IgM 型，血栓形成、习惯性流产和血小板减少主要与 IgG 型的抗体有关，而 IgM 型与溶血性贫血和中性粒细胞计数减少有关。血清及 CSF 中抗心磷脂抗体的检测更有助于狼疮脑病患者的诊断。抗心磷脂抗体阳性 SLE 患者发生血管炎、溶血性贫血、心脏及中枢神经系统损害的概率明显高于抗心磷脂抗体阴性者，抗心磷脂抗体阳性的 SLE 女性患者因血小板凝集功能增强，血栓素增加，更易形成血栓，妊娠时易发生流产。

12.抗 β_2-糖蛋白 1 抗体

抗 β_2-糖蛋白 1 抗体的主要抗原是 β_2-糖蛋白 1，无论是抗心磷脂抗体还是狼疮抗凝物与带负电荷的磷脂结合时，都需要辅助因子 β_2-糖蛋白 1 的参与。β_2-糖蛋白 1 是一种能结合阴离子磷脂的载脂蛋白，当磷脂与 β_2-糖蛋白 1 结合，使 β_2-糖蛋白 1 表面结构改变而出现被抗心磷脂抗体识别的表位，从而发生反应。有研究显示，抗心磷脂抗体似乎是直接针对含有 β_2-糖蛋白 1 的阴离子磷脂复合物，或是针对 β_2-糖蛋白 1 与磷脂结合中暴露的抗原决定簇的，而与不含

β_2-糖蛋白 1 的磷脂无反应，因此，有学者认为检测抗 β_2-糖蛋白 1 抗体可能比抗心磷脂抗体更有意义。

13.狼疮抗凝物质

狼疮抗凝物质(lupus anticoagulant，LAC)是一种磷脂依赖性的病理性循环抗凝物质，为免疫球蛋白 IgG、IgM 或两者混合型的抗磷脂抗体，主要存在于 SLE 等自身免疫性疾病、肿瘤，还可见于动、静脉血栓形成及习惯性流产患者，因其首先在 SLE 患者中发现而得名。LAC 由于抑制磷脂的生物学特性，其对血液凝血系统除具有“抗凝”作用外，在临床上更为重要的是它的“促凝”作用，在机体内可抑制抗凝血过程，促进血栓形成。

14.抗 U_1 核糖核蛋白抗体

抗 U_1 核糖核蛋白抗体是混合性结缔组织病的标志性抗体，在 SLE 中的发生率为 30%～50%，对 SLE 的诊断特异性不高，往往与 SLE 的雷诺现象和肌炎相关，但阳性患者大多不发生肾炎。

15.抗 Ku 抗体

抗 Ku 抗体在全身性硬化症、多发性肌炎中有较高的阳性率和特异性，也可在 SLE 患者中检出，但阳性率约为 10%。

16.抗 SS-A 抗体

抗 SS-A 抗体在 SLE 中的发生率为 25%～60%，52 000 的多肽条带多见于干燥综合征，而 60 000 的多肽条带多见于 SLE 患者，干燥综合征患者抗 SS-A 常与抗 SS-B 抗体同时存在，而 SLE 患者抗 SS-A 可单独存在，常有皮肤光敏感和肾受累。抗 SS-A 抗体阳性母亲可通过胎盘途径引起新生儿狼疮综合征，在新生儿狼疮中此抗体阳性率达 95%～100%。

17.抗 SS-B 抗体

抗 SS-B 抗体是干燥综合征的相关抗体，在干燥综合征的诊断中较抗 SS-A 有更高的特异性。该抗体在 SLE 中的发生率为 10%～35%。

18.抗红细胞膜抗体

活动性 SLE 患者中约有 60%有贫血，约 10%为溶血性贫血，若本试验阳性，在临床上有较大意义。说明患者红细胞表面存在不完全抗体，可导致补体的激活而引起红细胞的减少。

19.抗血小板相关抗体

抗血小板相关抗体测定是诊断血小板减少性紫癜的指标之一，在 SLE 患者中约有 20%有血小板计数的减少，若患者血清或血小板上存在抗血小板相关抗体说明可通过抗原抗体复合物激活补体而引起血小板计数的减少，在临床上有较大诊断价值。

20.抗中性粒细胞胞质抗体

抗中性粒细胞胞质抗体是血管炎的标志性抗体，核周型抗中性粒细胞胞质抗体在10%～15%的SLE中存在，该抗体可能参与狼疮肾炎的致病过程，在狼疮肾炎中的表达可能与肾小球肾炎相关，是判断狼疮肾炎的参考方法之一。虽然该抗体阳性的SLE是否代表以血管炎为特征的独立病种有待进一步研究，但SLE中抗中性粒细胞胞质抗体阳性可能与狼疮肾炎有关。

21.抗微管相关蛋白2抗体

抗微管相关蛋白2抗体是新发现的自身抗体之一。微管相关蛋白是一种细胞骨架蛋白，对神经细胞起到支持和营养的作用。微管相关蛋白亚型有不同的细胞、组织、器官特异性。微管相关蛋白2特异性存在于神经元，主要集中在树突等亚细胞部位。有报道表明，抗微管相关蛋白2抗体在SLE患者中的阳性率为17%，在狼疮脑病患者中阳性率达70%以上，提示其可能作为狼疮脑病的血清标志物。

22.抗内皮细胞抗体

抗内皮细胞抗体是血管炎发生的活性免疫介质，是狼疮肾病和(或)狼疮系统性血管表现活动期病变的指标。在系统性血管炎和SLE患者中可能存在共同的靶抗原α-烯醇化酶。早期SLE患者血清中抗内皮细胞抗体水平明显增高，且与SLE的发病进程相关，所以血清中抗内皮细胞抗体的水平可作为SLE早期诊断和活动性指标之一。另外，由于肾组织中高表达靶抗原α-烯醇化酶，所以抗α-烯醇化酶抗体可引起肾血管改变，狼疮性肾炎患者其阳性率为36.2%，提示该抗体可作用于SLE肾损害过程。

23.抗端粒抗体

端粒作为一种新发现的SLE相关抗原成分受到关注。抗端粒抗体在SLE中的阳性率约为60%，特异性约为91%，在其他自身免疫病中的阳性率约为18%。该抗体与抗dsDNA抗体的产生具有相关性，可能是一种新的高特异性SLE相关抗体。

24.血常规检查

SLE患者血常规检查常会出现白细胞计数、血小板计数、血红蛋白含量低于正常水平，特别在疾病活动期下降更明显。约5%的SLE患者血小板计数低于50×10^9/L，当低于20×10^9/L时，易导致出血和紫癜，以颅内出血最为危险。

25.红细胞沉降率

系统性红斑狼疮患者红细胞沉降率常增快,对判断疾病是否活动有一定参考价值。但部分患者疾病活动虽已得到控制,红细胞沉降率仍可维持增快,可能是 SLE 患者持续存在高多克隆丙种球蛋白血症而导致红细胞沉降率测定结果的偏高。

26.尿常规检查

SLE 患者常出现肾受累,尿常规检查可出现蛋白、红细胞及管型,有时还出现白细胞。定期检查尿常规可以监视 SLE 是否引起肾功能损害。

27.血清免疫球蛋白

系统性红斑狼疮患者血清免疫球蛋白定量测定可发现免疫球蛋白多克隆性增高,即 IgG、IgM、IgA 均增高,蛋白电泳也显示 γ 球蛋白升高。但免疫球蛋白升高也可发生于慢性感染、慢性肝病、肝癌、淋巴瘤,以及类风湿关节炎(rheumatoid arthritis,RA)等自身免疫病。

28.C 反应蛋白

SLE 患者大多 C 反应蛋白轻度升高,对判断 SLE 有无活动没有帮助。但当 C 反应蛋白明显升高时要考虑是否合并感染或全身血管炎。

29.类风湿因子

类风湿因子是 RA 患者的主要诊断指标,也可出现在 SLE 患者血清中,特别在活动性 SLE 中有较高的阳性率。

二、RA

(一)疾病概述

1.定义

RA 是一种以侵蚀性关节炎为主要表现的全身性自身免疫性疾病,其特征是以双手和腕关节等小关节受累为主的对称性、持续性多关节炎,可伴有全身多个系统受累。未经系统治疗,可反复迁延多年,最终导致关节畸形、功能丧失。

2.病因和发病机制

RA 的确切病因尚不清楚,可能是一个受抗原驱动的“激发-链锁反应”式的病理过程。感染、分子模拟及自身免疫反应是 RA 发病及迁延的中心环节。而遗传、内分泌及环境因素等则增加了 RA 的易感性。

3.临床表现

RA 是一种以关节滑膜炎及系统性血管炎为特征的全身性疾病。其临床表现多种多样，发病方式也各不相同。

RA 的病变特点为滑膜炎持久反复发作，可导致内软骨和骨的破坏、关节功能障碍甚至残疾。除关节损害外，病变累及全身各个器官。RA 以慢性、对称性、多滑膜关节炎和关节外病变为主要临床表现，好发于手、腕、足等小关节，反复发作，呈对称分布。早期有红肿热痛和功能障碍，晚期关节可出现不同程度的僵硬、畸形，并伴有骨和骨骼肌的萎缩，极易致残。RA 的全身性表现除关节病变外，还有发热、疲乏无力、心包炎、皮下结节、胸膜炎、动脉炎、周围神经病变等。

(二)检验诊断

RA 的诊断主要依靠患者的临床表现，X 线和自身抗体检查对疾病的诊断有很好的参考价值。特别是类风湿因子、抗环瓜氨酸肽抗体、抗角蛋白抗体和抗 Sa 抗体等自身抗体对 RA 的诊断特异性和敏感性均较高，有助于 RA 的早期诊断。

1.类风湿因子

(1)类风湿因子是 RA 患者重要的检验指标，但该指标特异性不强，在许多结缔组织病及非结缔组织病也可出现低滴度阳性，正常人群也可出现低阳性率，且随年龄增大而阳性率增加。

(2)RA 的类风湿因子效价往往都很高，常在 1∶80 以上，阳性率达 70%～80%。效价的高低与疾病严重程度并不呈比例关系，但高效价往往说明病情处于活动期。类风湿因子是 RA 的诊断标准之一，但阴性并不能排除 RA，必需结合临床综合考虑。

(3)IgG 类的类风湿因子与 RA 患者的滑膜炎、血管炎和关节外症状有关，IgA 类的类风湿因子是 RA 患者临床活动性的指标，亦见于硬皮病、费尔蒂综合征和 SLE。

2.抗环瓜氨酸肽抗体

(1)抗环瓜氨酸肽抗体是一种对 RA 有较高特异性的新诊断指标，其阳性预测值高，有利于 RA 的早期诊断。同时，联合其他 RA 的血清标志物如抗 Sa 抗体，类风湿因子等，可提高诊断的灵敏度和特异性。

(2)抗环瓜氨酸肽抗体阳性与 RA 的进展存在一定的关系，阳性者 RA 的进展率显著高于阴性者，但关节外表现与抗环瓜氨酸肽抗体的阳性与否无关。最近有研究发现，抗环瓜氨酸肽抗体阳性的 RA 患者骨破坏较抗体阴性者严重，因此抗环瓜氨酸肽抗体与 RA 的骨侵蚀可能有一定的关系。有学者认为，RA 患者就诊时检测抗环瓜氨酸肽抗体可预测 2 年后是否发生骨侵蚀。

3.抗 Sa 抗体

抗 Sa 抗体在 RA 中诊断敏感性约为 44%,特异性约为 89%,可在疾病的早期检出,且其滴度随疾病活动性变化而消长。因此,该抗体可用于 RA 早期诊断外,还可以作为 RA 活动的监测指标。

4.抗异质性胞核核糖核蛋白抗体

约 30%的 RA 患者有抗异质性胞核核糖核蛋白抗体阳性。最初报道该抗体对 RA 诊断具有高度特异性,但以后发现 SLE 亦可阳性。异质性胞核核糖核蛋白可以出现在疾病的起病阶段,所以有早期诊断价值。

5.抗核周因子抗体

约 50%的 RA 患者抗核周因子抗体阳性,在类风湿因子阴性的 RA 患者中仍有较高阳性率,故对 RA 的辅助诊断有一定价值。抗核周因子抗体对 RA 的诊断特异性随抗体滴度升高而增加。抗核周因子抗体可以在 RA 发病前出现,所以有早期诊断价值。

6.抗角蛋白抗体

抗角化上皮抗体 IgM 型抗体阳性对 RA 诊断无特异性,但 IgG 型抗体特异性很高,30%～60%的 RA 患者可阳性,特异性达 95%～100%。另外,约有 30%的类风湿因子阴性的 RA 患者抗角蛋白抗体阳性,故该抗体有助于 RA 的诊断。有文献报道,抗角蛋白抗体可以在 RA 发病以前若干年出现,所以有早期诊断价值。

7.抗 RA 相关核抗原抗体

抗 RA 相关核抗原抗体的抗原是受 EB 病毒诱导与 RA 发病有关的一种酸性可溶性蛋白。抗 RA 相关核抗原抗体在 RA 患者中的阳性率(62%～95%)显著高于其他风湿性疾病及正常人,也高于其他与 EB 病毒感染有关的疾病(如鼻咽癌),抗 RA 相关核抗原抗体阳性的患者多有关节损害,对诊断 RA 和伴有干燥综合征的患者有参考意义。抗 RA 相关核抗原抗体在类风湿因子阴性的 RA 患者中有 38.5%的阳性率。近年来发现其他结缔组织病和正常人检出率也较高,故对其特异性有待深入研究。

8.关节腔穿刺液

(1)常规检查:为不透明草黄色渗出液,中性粒细胞计数升高。在急性 RA 时,白细胞计数可达 20×10^9/L,疾病活动可见细胞质中含有类风湿因子和 IgG 补体复合物形成的包涵体吞噬细胞,称类风湿细胞。

(2)细菌培养:RA 患者关节腔液培养无细菌生长。此指标可用于与化脓性关节炎相鉴别。

9.血常规检查

(1)RA患者可有轻至中度贫血。80%病例可有正色素性(或轻度低色素性)正细胞性贫血,为所有其他慢性疾病的典型变化。血红蛋白含量一般>100 g/L,极少数患者可低于80 g/L。如果血红蛋白含量低于10 g/L,则应查找过度缺铁或贫血的其他原因。贫血与疾病的活动相关。

(2)RA患者血小板计数可升高,且血小板计数增多与疾病的活动相关。费尔蒂综合征时血小板计数往往降低,同时有贫血及白细胞计数减少。

(3)RA患者白细胞计数及分类多正常。1%～2%的患者中性粒细胞计数减少,常伴脾大(费尔蒂综合征)。白细胞计数大多正常,在活动期可略有增高,偶见嗜酸性粒细胞增多。嗜酸性粒细胞增多是RA伴严重全身性并发症的征象。

10.红细胞沉降率

红细胞沉降率是观察滑膜炎症活动性和严重性的指标,但是本身无特异性。80%左右的RA患者,在活动期红细胞沉降率增快,病情恢复时,红细胞沉降率可以下降,因此,红细胞沉降率可作为RA活动性的实验室指标之一,但需排除感染等其他引起红细胞沉降率升高的原因。此外,部分RA患者,在关节疼痛、肿胀及晨僵等症状和体征改善时,而红细胞沉降率仍不降,并一直持续在较高水平。这种现象可能与各个患者不同的临床情况、不同的并发症及不同的药物治疗等因素有关,因此不能简单认为红细胞沉降率增快的RA患者,病情一定处于活动期,或红细胞沉降率正常的患者绝对没有病情活动。

11.C反应蛋白

C反应蛋白是炎症过程中出现的急性时相蛋白。国内外的研究均证明C反应蛋白是反映RA病情的很好指标。C反应蛋白与病情活动指数、晨僵时间、握力、关节疼痛及肿胀指数等水平密切相关。患者病情缓解时,C反应蛋白下降,反之上升,但是需排除患者有无合并感染等情况。

12.血清免疫球蛋白

RA患者可出现多克隆免疫球蛋白增高,即IgG、IgM、IgA均增高。蛋白电泳或采用免疫比浊法定量检测免疫球蛋白均显示IgG、IgA及IgM增多。

13.补体

RA患者补体大多正常。在急性期和活动期,患者血清补体可升高,但伴有明显的血管炎患者C3可降低。

14.血清铁和总铁结合率

RA患者血清铁和总铁结合率常减低。

15.抗核抗体

抗核抗体在RA的阳性率为10%～20%。抗核抗体还可见于其他多种风湿免疫性疾病及一些慢性活动性肝炎等患者血清中。

16.抗Ⅱ型胶原抗体

Ⅱ型胶原是关节软骨的主要成分，目前抗Ⅱ型胶原抗体对RA的敏感性和特异性尚有争议。多数研究显示，30%～42%的RA患者血清及滑液均可测出抗Ⅱ型胶原抗体，抗Ⅱ型胶原抗体可能在RA的发生及病变演变中发挥了作用。因此，抗Ⅱ型胶原抗体不仅有助于RA的诊断，而且对研究RA的发病机制及治疗很有意义。

17.抗钙蛋白酶抑素抗体

抗钙蛋白酶抑素抗体是钙激活的中性蛋白酶内源性抑制物，有IgG、IgM和IgA 3种类型，对RA诊断无特殊意义，多用于对其发病机制的研究。

18.抗心磷脂抗体

RA患者血清中抗心磷脂抗体阳性率可达20%～25%。

19.基质金属蛋白酶

基质金属蛋白酶(Matrix metalloproteinases，MMPs)是一类含锌原子的蛋白酶，在RA发病中起重要的作用。金属蛋白酶的特征之一是引起细胞外基质降解及最终导致软骨、韧带及骨的破坏。迄今发现的MMPs已达到20余种。RA患者血清中MMPs水平显著增高，并且与关节指征密切相关，故可作为RA患者滑膜损害和预后的指标。因此，对MMPs的研究有利于RA的早期诊断和活动性监测。

20.血管内皮生长因子

炎症细胞关节浸润和血管翳形成是RA病理改变的重要组成部分。研究发现，血管内皮生长因子在RA滑膜血管翳的形成过程中起关键作用，其直接促进滑膜组织新血管形成，增强血管通透性，不同疾病阶段的RA患者血清及关节滑液中血管内皮生长因子水平可直接反映疾病的活动程度。

21.尿激酶型纤溶酶原激活物及其受体

尿激酶型纤溶酶原激活物是一种丝氨酸蛋白酶，它不仅能激活纤溶酶原、MMPs，而且能直接降解细胞外基质和基膜。在RA滑膜组织中其表达水平明显高于骨关节炎，其中RA滑膜衬里细胞呈明显的强阳性表达；滑膜组织中尿激酶型纤溶酶原激活物与其受体的表达具有良好的协同性，其可增强滑膜细胞对软骨的破坏。RA滑液和血浆中尿激酶型纤溶酶原激活物及其受体的表达水平可作为反映患者病情活动的有效指标。

第二节　脊柱关节炎

一、强直性脊柱炎

(一)疾病概述

1.定义

强直性脊柱炎(ankylosing spondylitis，AS)是以骶髂关节和脊柱慢性炎症为主，也可累及内脏及其他组织的慢性炎症性疾病。其特征性病理变化为骶髂关节炎和肌腱端炎。常见的症状为腰背部疼痛或僵硬，活动后可以缓解；晚期可发生脊柱强直、畸形以致严重功能受损。本病多见于青壮年男性，有明显家族聚集性，和人类白细胞抗原(human leucocyte antigen，HLA)-B27强相关，但病因尚不清楚。

2.病因和发病机制

AS的确切病因尚不清楚，但目前认为其发病机制与遗传、细菌感染、免疫、环境等因素有关。一般认为和HLA-B27有直接关系，但B位点上某些等位基因可能也起作用。

(1)家族遗传倾向：AS有一定的家族遗传性。

(2)自身免疫机制：在AS患者中，人体淋巴细胞组织相容抗原阳性高达90%，血清反应呈阴性。

(3)细菌感染因素：目前认为主要与慢性泌尿生殖系统和肠道感染有关，其发病机制推测为感染扩散至骶髂关节，再进入体内循环，而出现周围关节症状。

(4)内分泌紊乱代谢障碍为本病的诱因。

3.临床表现

本病多发生于10～40岁，以20～30岁为高峰。16岁以前发病者称为幼年型AS，45～50岁以后发病者称晚起AS，临床表现常不典型。

早期症状常为腰骶部疼痛或不适、晨僵等。也可表现为臀部、腹股沟酸痛或不适，症状可向下肢放射，类似坐骨神经痛。少数患者可以颈、胸痛为首发表现。症状在静止、休息时反而加重，活动后可以缓解。夜间腰痛可影响睡眠，严重者可在睡眠中痛醒，需下床活动后方能重新入睡。约半数患者以下肢大关节如髋、膝、踝炎症为首发病状。常为非对称性、反复发作与缓解，较少表现为持续性、破坏性，这是区别于 RA 的特点。

其他症状如附着点炎症所致胸肋关节、脊椎棘突、髂嵴、大转子、坐骨结节、足跟、足掌等部位疼痛。

典型表现为腰背痛、晨僵、腰椎各方向活动受限和胸廓活动度减少。腰椎和胸廓活动度降低，早期多为附着点炎症引起，对非甾体抗炎药反应良好。后期为脊柱强直所致，对治疗反应不大。

随着病情进展，整个脊柱可自下而上发生强直。先是腰椎前凸消失，进而呈驼背畸形、颈椎活动受限。胸肋关节处融合，胸廓变硬，呼吸靠膈肌运动。关节外表现包括眼葡萄膜炎、结膜炎、肺上叶纤维化、升主动脉根部和主动脉瓣病变，以及心传导系统受累等。神经、肌肉症状如下肢麻木、感觉异常及肌肉萎缩等也不少见。晚期病例常伴严重骨质疏松，易发生骨折。颈椎骨折常可致死亡。

（二）检验诊断

AS 的实验室检查无特异性或标记性指标，临床症状和放射学的骶髂关节炎是诊断关键。对于临床症状不明显者，实验室检查可作为参考项目，特别是 HLA-B27 阳性与 AS 有很强的关联性，红细胞沉降率及 C 反应蛋白等指标主要用于病情活动性的判定和疗效评估。

1.HLA-B27

HLA-B27 与血清阴性脊柱关节病有高度相关性，在有肌肉关节症状的患者的诊断中有很重要作用。已证实 AS 的发病和 HLA-B27 密切相关，并有家族发病倾向。而 AS 由于其症状与许多疾病相似而难以确诊，因此 HLA-B27 的检测在病情诊断中有重要意义。

正常人群的 HLA-B27 阳性率因种族和地区的不同差异很大，在我国超过 90％的 AS 患者 HLA-B27 抗原表达为阳性，正常人群的阳性率为 6％～8％。大约 80％的 HLA-B27 阳性者并不发生 AS，大约 10％的 AS 患者为 HLA-B27 阴性。有资料研究显示，HLA-B27 阳性者，或有 AS 家族史者，患 AS 的可能性和危险性明显增加。因此，HLA-B27 检查对疾病诊断有参考价值，尤其对临床高度疑似病例。临床表现很典型的病例不需要查此项目。HLA-B27 不能作为随机选择人群 AS 的筛选指标。

2.类风湿因子

AS患者类风湿因子一般为阴性。

3.血常规检查

在AS患者的疾病活动期,可有轻度贫血,红细胞计数和血红蛋白含量降低。

4.血清碱性磷酸酶

约50%的AS患者碱性磷酸酶可轻度或中度升高,往往提示病变较广泛或有骨骼浸润,但并不足以说明病变处于活动期。

5.血清补体C3裂解片段和C4

AS患者伴外周关节受累者,往往血清补体C3裂解片段和C4会有不同程度地升高。

6.红细胞沉降率和C反应蛋白

红细胞沉降率和C反应蛋白是非特异性的诊断指标,AS活动期红细胞沉降率常加快,C反应蛋白可增高。

7.免疫球蛋白

AS患者免疫球蛋白常增高,以IgA升高为主。

8.其他

AS患者还可以做关节液检查,其滑液检查结果和一般的炎症性关节炎相似。应与类风湿滑液相鉴别:①补体一般正常;②部分病例可检出吞噬了变性多核白细胞的巨噬细胞;③类风湿细胞,即吞噬了免疫球蛋白和补体的巨噬细胞,在本病较少见。

二、银屑病关节炎

(一)疾病概述

1.定义

银屑病关节炎(psoriatic arthritis,PsA)是与银屑病相关的炎症性脊柱关节病,表现为银屑病皮疹和关节肿胀、疼痛、活动受限、畸形,可同时伴有骶髂关节炎、指(趾)炎、滑囊炎以及附着点炎,可为隐匿起病或急性发作,大多呈慢性进展病程,晚期导致关节破坏、强直,甚至残废。

2.病因和发病机制

PsA确切病因尚不清楚,但目前认为其发病机制与遗传、感染、创伤、环境等因素有关。

（1）遗传因素：患者多有银屑病家族史，并且群体和双胞胎研究也支持遗传因素在银屑病和 PsA 表现中的作用。HLA 研究发现，HLA-B27 和 HLA-B7、HLA-B13、HLA-B17、HLA-DR4、HLA-DR7 等均与 PsA 相关，HLA-B27 与中轴关节受累有关，对称多关节炎型患者 HLA-DR4 阳性率更高，HLA-B38、HLA-B39 更多见于外周关节炎患者。6 号染色体上编码 TNF-α 和其启动子的基因也与 PsA 的发病相关。

（2）感染因素：近年研究提示，PsA 的发病可能与感染有关。儿童患者在起病前有链球菌性咽炎和扁桃体炎病史。而成人患者血清，抗微生物肽聚糖抗体和链球菌 16sRNA 水平较正常人明显升高，提示感染在 PsA 发病中起到一定作用。

（3）免疫因素：近年来有研究发现，固有免疫可能在诱发 PsA 早期炎症起作用，固有免疫细胞，如角化细胞、树突细胞、自然杀伤细胞、中性粒细胞、单核细胞/巨噬细胞均参与其中。同时清除角化细胞中 JunB 和 c-Jun 的小鼠出现银屑病皮疹和破坏性关节炎，提示角化细胞功能异常，通过 T 细胞和 TNF 途径，引起皮肤炎症和关节病变。除固有免疫细胞参与 PsA 病变外，IL-1、IL-8、IL-15 和 TNF-α 等固有免疫的细胞因子在 PsA 发病机制中起重要作用。TNF-α 在 PsA 患者关节液、滑膜上清液、滑膜组织明显升高，接受抗 TNF-α 制剂治疗的患者血管增生、滑膜增厚、单核细胞浸润明显减少，同时 TNF-α 拮抗剂还能改善附着点炎、腱鞘炎、中轴关节炎。

获得性免疫在 PsA 中的确切作用机制未明，但各种研究均提示其参与该病致病机制中起作用。主要组织相容性复合物Ⅰ类分子与 PsA 的强相关性提示 $CD8^+$ T 细胞参与病理改变。免疫组化发现，$CD45RO^+$ 记忆 T 细胞浸润滑膜单核细胞，而 $CD8^+$ T 细胞是滑膜液中的主要淋巴细胞，部分患者关节液中有单克隆扩增的 T 细胞受体的 B 细胞系，提示抗原筛选作用。PsA 关节滑膜提取物较来自 RA 和骨关节炎的同样组织合成更多 Th1 细胞因子分泌 IL-2 和 INF-γ，也提示 T 细胞在 PsA 中起一定作用。

（4）创伤：25％患者在关节炎发生前经历过关节的创伤，15％～50％银屑病患者皮损发生于创面，称为同形反应，可能与外周神经释放的 P 物质有关。

3.临床表现

（1）关节表现。①单关节炎或少关节炎型：约占 70％，可累及手、足远端、近端指（趾）间和掌指关节，少数发生于膝、踝、髋、腕关节等大关节，由于受累关节数量少，所以呈不对称分布，当合并有附着点炎引起的足跟痛、腊肠指（趾）时，为

PsA 的典型表现,常伴有指(趾)甲病变,1/3～1/2 此型患者可演变为多关节炎类型。②远端指间关节炎型:占 5%～10%,为典型的 PsA,病变累及远端指间关节,通常与银屑病指甲病变相关,可有远端指节破坏和溶骨改变。③残毁性关节炎型:占 5%,是 PsA 的严重类型,好发年龄为 20～30 岁,受累指、掌、跖骨,可有骨溶解,指节为望远镜式的套叠状,关节可强直、畸形。常伴发热和骶髂关节炎,皮肤病变严重。④对称性多关节炎型:占 15%,与 RA 表现相似,呈对称性分布,病变以近端指(趾)间关节为主,也可累及远端指(趾)间关节及大关节如腕、肘、膝和踝关节等。⑤脊柱关节病型:约 5%,男性多见,可无症状,下背痛或胸壁痛等症状可缺如或很轻,以脊柱和骶髂关节病变为主,常为单侧骶髂关节受累,脊柱炎表现为韧带骨赘形成,严重时可引起脊柱融合,骶髂关节模糊,关节间隙狭窄甚至融合,颈椎受累较其他脊柱关节病多见。

(2)皮肤表现:根据银屑病可分为寻常型、脓疱型、关节病型和红皮病型 4 种类型。皮肤病变好发于头皮和四肢伸侧,尤其肘、膝部位,呈散在或泛发分布,隐藏部位的皮损如头发、会阴、臀、脐等也多见;表现为丘疹或斑块,呈圆形或不规则形,表面有银白色鳞屑、去除鳞屑后可见发亮的薄膜、薄膜下可见点状出血,该特征对银屑病具有诊断意义。存在银屑病是与其他炎性关节病的重要区别,皮肤病变严重性和关节炎症程度无直接相关性。

(3)指(趾)甲表现:指(趾)病变与关节炎相关,约 80%PsA 患者有指(趾)甲病变,而无关节炎的银屑病患者指甲病变为 20%,指(趾)甲病变是 PsA 的特征。常见表现为顶针样凹陷,炎症远端指间关节的指甲有多发性凹陷(＞20 个)是 PsA 的特征性变化,其他有甲板增厚、浑浊、色泽发乌或有白甲、表面高低不平、有横沟及纵嵴,常有甲下角质增生,重者可有甲剥离。有时形成匙形甲。

(4)其他表现:1/3 患者有眼部病变,如结膜炎、葡萄膜炎、虹膜炎和干燥性角膜炎等,较 AS 少见;＜4%患者出现主动脉瓣关闭不全,常见于疾病晚期,另有心脏肥大和传导阻滞等;肺部可见上肺纤维化;胃肠道可有炎性肠病,罕见淀粉样变。跟腱和跖腱膜有附着点炎。

(二)检验诊断

PsA 无诊断性实验指标,实验室检查可以提供辅助诊断。约 2/3 的患者 HLA-B27 为阳性。在疾病的活动期,多有不同程度的白细胞计数增多和红细胞沉降率加快。少数病程长、病情严重者,可有贫血。部分患者可检测到低滴度类风湿因子或抗核抗体阳性。也可发现高球蛋白血症、高水平 IgA 和补体活性增强。重叠赖特综合征者尿常规检查时可见有不同程度的尿道炎改变,但尿培养无细菌生长；前列腺液镜检可见炎性细胞。重叠克罗恩病者可有低钾、低钙和低蛋白血症。

第三节　原发性血管炎

一、大动脉炎

(一)疾病概述

1.定义

大动脉炎(takayasu arteritis,TA)是指主动脉及其主要分支的慢性进行性、非特异性炎症引起的不同部位动脉狭窄或闭塞,少数也可引起动脉扩张或动脉瘤,出现相应部位缺血表现。病变多见于主动脉弓及其分支,其次为降主动脉、腹主动脉和肾动脉,主动脉的二级分支如肺动脉、冠状动脉也可受累,导致节段性动脉管腔狭窄以致闭塞,并可继发血栓形成。日本眼科医师高安在1908年首次报告,故又称高安病。历史上有不同的病名描述本病,部分病名现在仍在某些国家使用,如无脉病、主动脉弓综合征、非特异性动脉炎等,目前统称为大动脉炎。

2.病因和发病机制

大动脉炎病因迄今未明,多认为与遗传因素、内分泌异常、感染(链球菌、结核分枝杆菌、病毒等)后机体发生免疫功能紊乱以及细胞因子的炎症反应有关。

基于大动脉炎的种族、地理分布和存在家族发病等特点,因此认为大动脉炎具有遗传易感性,并可能与 *HLA* 基因连锁。

免疫学研究发现,大动脉炎的血管损伤可能与细胞免疫及体液免疫机制有关。首先,细胞免疫异常在其发病中起重要的作用。大动脉炎最早的病理变化就是细胞浸润,主要为T淋巴细胞,此外还有树突细胞、单核细胞及中性粒细胞等,这些细胞首先侵入血管外膜,同时分泌大量的炎性细胞因子和黏附分子。

总之,大动脉炎作为自身免疫性疾病,细胞毒T细胞可能发挥了重要作用。尽管在该病中触发免疫反应的抗原目前还不清楚,局部浸润的T细胞可能通过识别经HLA处理及呈递的自身抗原而诱发了自身免疫反应。细胞化学因子及炎症因子在导致组织损害,扩大炎症反应及自身免疫反应中也发挥了重要作用。

3.临床表现

大动脉炎临床表现主要包括系统症状和血管狭窄或闭塞后导致的组织器官缺血症状。

(1)系统症状:在出现组织或器官缺血症状前数周至数月,有少数患者可有较为明显的系统症状,如乏力、发热、食欲缺乏、恶心、体重下降、盗汗、肌痛和月经失调等,可急性发作,也可隐匿起病。在出现缺血症状后出现明显的系统炎性表现提示病情活动。部分患者有皮肤、关节症状,如皮肤结节红斑、血管神经性水肿、对称性关节肿痛等。

高血压为本病的一项重要临床表现,尤其是舒张压升高明显。胸降主动脉严重狭窄,使心排出血液大部分流向上肢而引起的阶段性高血压;肾动脉狭窄引起的肾血管性高血压;主动脉瓣关闭不全导致的收缩期高血压。在单纯肾血管性高血压中,其下肢收缩压较上肢高 2.7～5.3 kPa(20～40 mmHg),而单纯降主动脉狭窄则上肢血压高,下肢血压低或测不出;若上述病变同时存在时,则上、下肢血压水平相差更大。

(2)组织或器官缺血症状:大动脉炎累及血管不同,组织或器官的缺血症状也不同,临床上可分为 4 种类型,即头臂动脉型,胸、腹主动脉型,混合型(广泛型)和肺动脉型。

头臂动脉型(主动脉弓综合征):颈动脉和椎动脉的狭窄和闭塞,可引起脑缺血症状,出现头晕、眩晕、头痛、记忆力减退、单侧或双侧视力减退、视野缺失甚至失明。严重脑缺血者可反复晕厥、抽搐、失语、偏瘫或昏迷。上肢缺血可出现单侧或双侧上肢无力、发凉、酸痛、麻木甚至肌肉萎缩。少数可有锁骨下动脉盗血综合征,由于一侧锁骨下动脉或无名动脉狭窄 50%以上,或堵塞同侧椎动脉的压力降低 1.3 kPa(10 mmHg)以上,使对侧椎动脉的血液反流到狭窄侧的椎动脉和锁骨下动脉,当患侧上肢活动时,其血流增加 50%～100%,于狭窄部位的远端引起虹吸现象,从而加重脑缺血,产生一过性头晕或晕厥。部分患者可因局部缺血产生鼻中隔穿孔、上颚和外耳溃疡、牙齿脱落和面肌萎缩等。查体可发现患侧颈动脉、桡动脉、肱动脉搏动减弱或消失,血压降低或测不出(无脉征)。约半数患者于颈部或锁骨上部可闻及Ⅱ级以上的收缩期血管杂音,少数伴有震颤,但杂音响度与狭窄程度之间并非完全成比例,轻度狭窄或完全闭塞的动脉,杂音不明显,如有侧支循环形成,则血流经过扩大弯曲的侧支循环时,可以产生连续性血管杂音。

胸、腹主动脉型:病变位于胸、腹主动脉及其分支,尤其是腹主动脉、肾动脉和两侧髂总动脉。由于腹主动脉受累而致下肢缺血，表现为下肢发凉、麻木、无力和间歇性跛行等症状。肾动脉受累导致肾缺血，激活肾素-血管紧张素系统，出现高肾素型高血压，以及蛋白尿和(或)肾功能受损。如病变累及冠状动脉开口处，可出现心绞痛，甚至心肌梗死。累及肠系膜上/下动脉者可有腹痛等腹部症状。查体发现约 1/4 患者于背部脊柱两侧或胸骨旁可闻及收缩期血管杂音。杂音部位有助于判断主动脉狭窄的范围和部位。约 80% 患者于上腹部可闻及Ⅱ级以上高调的收缩期血管杂音。合并主动脉瓣关闭不全者，可于主动脉瓣区闻及舒张期杂音。下肢脉搏减弱或消失，血压降低，而上肢血压可升高。

(3)混合型(广泛型)：具有上述两种类型的临床表现，属多发性病变，多数患者病情较严重。

(4)肺动脉型：约 1/2 患者有肺动脉病变，本型常与主动脉炎合并受累，单纯肺动脉受累者较罕见。临床可有心悸、气短等表现，但症状多较轻。累及一侧肺动脉者可出现患侧肺部空洞、斑片阴影等，不易与感染性疾病鉴别，需要通过肺动脉造影或活检才能确定诊断。本型晚期可出现肺动脉高压，查体在肺动脉瓣区可闻到收缩期杂音和肺动脉瓣区第二心音亢进。

(二)检验诊断

大动脉炎的实验室检查无特异性指标，实验室检查可对疾病的活动和发展提供辅助诊断。

1.抗主动脉抗体

血清抗主动脉抗体的滴度＞1∶32 为阳性。在大动脉炎患者中该抗体阳性率可达 91.5%。

2.红细胞沉降率

相对于其他血管炎，红细胞沉降率对大动脉炎诊断最有价值。大多数患者红细胞沉降率＞50 mm/h，平均为 80～100 mm/h。但少数患者，特别是接受过类固醇皮质激素等治疗的患者红细胞沉降率可以正常。

3.血常规检查

大动脉炎患者的活动期白细胞计数和血小板计数常增高，但中性粒细胞计数常无明显改变。患者可出现慢性的轻度贫血，原因与长期病变的活动或雌激素增高有关。

4.C 反应蛋白

在大动脉炎中 C 反应蛋白的临床意义与红细胞沉降率相同，阳性率也相似，但对于红细胞沉降率正常的急性期大动脉炎患者，其 C 反应蛋白往往增高。

5.抗链球菌溶血素 O

大动脉炎患者近期曾有溶血性链球菌的感染者，抗链球菌溶血素 O 增加。其在大动脉炎患者中约半数可出现阳性或可疑阳性反应。

6.自身抗体

大动脉炎患者的抗核抗体可呈阳性，但无特异性。大动脉炎患者的抗内皮细胞抗体常可升高。

7.抗结核菌素试验

在我国，近半数的大动脉炎患者有活动性结核，抗结核菌素试验强阳性。

二、巨细胞动脉炎

(一)疾病概述

1.定义

巨细胞动脉炎(giant cell arteritis，GCA)又称颞动脉炎，是一种原因不明的系统性坏死性血管炎，主要累及主动脉发出的脑动脉分支，也可累及其他血管。血管炎常呈节段性，可有肉芽肿形成。临床表现因受累血管不同而表现各异，典型者表现为颞部头痛、间歇性下颌运动障碍及视力受损。

2.病因和发病机制

GCA 的病因尚不清楚，虽然其发病与年龄、地域分布以及人种相关，但年龄、环境和遗传因素在发病机制中的具体作用仍不清楚。HLA-DR4 在 GCA 的出现频率较正常对照人群高出 2 倍，因此 HLA-DR4 可能是主要的遗传因素。有学者认为细小病毒 B19 和肺炎衣原体与 GCA 的发病有关，但确切结果尚需要进一步研究证实。

体液免疫和细胞免疫都参与 GCA 的发病，其病理特点是以影响大动脉为主，伴有各种细胞因子生成的慢性炎症过程。GCA 和风湿性多肌痛(polymyalgia rheuma-tica，PMR)常同时存在，两者受累组织存在的特异细胞因子不完全相同。在 GCA 中，受累的颞动脉存在 T 淋巴细胞产生的 IFN-γ 和 IL-2 增加，巨噬细胞产生的 IL-1β、IL-6 以及 TGF-β 增加。IL-6 水平在 GCA 和 PMR 中都有升高，且其水平与病情活动度相关。GCA 中 IFN-γ 是病变关键的细胞因子，与巨细胞形成、内膜增厚、组织缺血以及新生血管形成有关。在 PMR 中，颞动脉可检出 TGF-β、IL-1 以及 IL-2 的转录子，但无 IFN-γ 转录子。细胞黏附分子也影响 GCA 的发病，而且内皮细胞也在其中起重要作用。在 GCA 和 PMR，部分受累的颞动脉血管内弹性膜的细胞内或连接处发现有免疫球蛋白和补体的沉积，这一发现提示血液中有针对动脉血管壁的抗体或免疫复合物存在。GCA 和 PMR 患者血清中的循环免疫复合物水平在疾病活动期升高，其浓度与 ESR 和γ球蛋白水平呈正相关，在治疗病情缓解后下降。

3.临床表现

GCA 往往伴有 PMR。该病几乎都发生于 50 岁以上老年人，发病年龄为 50～60 岁，<50 岁者很少。女性发病高于男性，有显著的地区分布。GCA 在我国较少见。及时诊断和正确的治疗可使预后明显改善。

(1)全身症状：GCA 发病可急可缓，多数在症状出现后数周或数月才被诊断。前驱症状包括发热、乏力、食欲缺乏、体重减轻等。发热无一定规律，多数为中等度(38 ℃左右)发热，偶可高达 40 ℃左右。

(2)器官受累症状：GCA 依据受累血管的不同而表现出复杂的临床症状和体征，病情可轻可重。①头部：颞动脉、颅动脉受累而出现头部症状，以头痛最为常见，2/3 以上患者会出现特异性头痛，约半数患者为首发症状。头痛为新近发生的，一般位于单侧或双侧颞部，多为持续性，也可间歇性，呈刀割样、烧灼样或胀痛，并伴有头皮触痛或可触及的痛性结节。②眼部：眼部症状发生率为25%～50%。常见为黑矇、视物不清、眼睑下垂、复视、部分失明或全盲等，可为一过性症状，也可为永久性。眼动脉或睫动脉受累引起缺血性视神经炎是失明的最常见原因。眼肌麻痹也较常见，表现为复视、眼睑下垂、上凝视困难、眼球运动受限，症状可时轻时重。有时可见到瞳孔不等大，或出现 Horner 征。眼肌麻痹可能由颅神经或眼肌病变引起。③间歇性运动障碍：约 2/3 患者出现间歇性运动障碍，可影响颌部、舌肌及四肢。典型者为颌部间歇性运动障碍，表现为咀嚼后颌部明显疼痛，甚至被迫停止，休息后症状缓解。可有味觉迟钝，有时因舌肌运动障碍出现吞咽困难、口齿不清。均是由面部动脉血管炎引起血管狭窄甚至阻塞，导致供血不足的结果。④神经系统表现：约 30%患者出现多种神经系统受累，表现不一。因颈动脉或椎动脉病变出现发作性脑缺血、脑卒中、偏瘫或脑血栓等，其中椎基底动脉血栓形成或梗死是 GCA 主要死因之一。由神经血管病变导致的继发性神经病变表现也多种多样，如单神经炎、周围多神经炎、上下肢多发性神经病等。偶尔表现出运动失调、谵妄、听力丧失等。⑤心血管系统表现：GCA 躯体大血管受累 10%～15%，可累及锁骨下动脉、腋动脉、肱动脉、冠状动脉、胸主动脉、腹主动脉、股动脉等，因血管炎导致血管狭窄、阻塞或动脉瘤。常见的表现有上下肢间歇性运动障碍、雷诺现象等。查体可发现颈部、锁骨下、腋下及分支动脉出现血管杂音、动脉搏动减弱或无脉征等。冠状动脉病变可导致心肌梗死、心力衰竭、心肌炎和心包炎等。⑥呼吸系统表现:GCA 较少累及呼吸系统(10%),可表现为持续性干咳、咽痛、声音嘶哑等。可能是受累组织缺血或应激所致。⑦其他:精神症状表现为抑郁或意识模糊。甲状腺及肝功能异常也有报道。对称性关节滑膜炎很少见。

(二)检验诊断

GCA 患者在实验室检查中无特异的检测项目,只能提供辅助诊断和反映病变的活动情况。本病患者的抗核抗体、类风湿因子一般为阴性。补体 C3、C4 一般正常。

1.血常规检查

GCA 患者的血常规检查常有轻到中度正细胞正色素性贫血,有时贫血较重。白细胞计数增高或正常,血小板计数可增多。

2.红细胞沉降率

红细胞沉降率是反映本病病变活动的一项指标。患者的活动期红细胞沉降率可增快(常高达 100 mm/h),约 1%的患者红细胞沉降率正常。

3.C 反应蛋白

GCA 患者的病变活动期 C 反应蛋白可增高,临床意义和红细胞沉降率相同。

4.免疫球蛋白

GCA 患者常表现为多克隆高球蛋白血症,血清免疫球蛋白往往会升高。

5.血清淀粉样蛋白 A

GCA 患者的血清淀粉样蛋白 A 可升高。

6.IL-6 和 IL-2

GCA 患者的 IL-6 和 IL-2 可升高。

7.可溶性细胞黏附分子

GCA 患者的可溶性细胞黏附分子增高和病情的活动相关。

8.其他

GCA 患者还可以检测血浆中的纤维蛋白原、血浆Ⅷ因子和假性血友病因子,这些指标可升高。

第四节　其他风湿性疾病

一、幼年特发性关节炎

(一)疾病概述

1.定义

幼年特发性关节炎(juvenile idiopathic arthritis,JIA)是儿童时期最常见的一种结缔组织病和相对常见的慢性病,也是导致小儿残疾和失明的主要病因。

2.病因和发病机制

JIA 为自身免疫病,一般认为可能是由多因素引起,如与感染、遗传、免疫相关,免疫表现为细胞免疫及体液免疫功能调节的紊乱,但仍有许多不明确因素有待进一步的观察研究。

(1)免疫遗传因素:研究表明,单卵双胎的儿童疾病发生情况高度一致。JIA 患儿的一级亲属患自身免疫病的概率远高于正常对照组。JIA 的遗传易感性及表型是由多基因决定的。

(2)外源性因素:关节外伤和创伤、环境影响(如潮湿与气候变化)、心理刺激、微生物感染等均可成为本病的诱因。

在感染及环境因素影响下,易感个体出现体液免疫和细胞免疫的异常,如部分病例血清中存在抗核抗体和类风湿因子,一些病例的血清和滑膜液中 TNF-α、IL-1、IL-2、IL-4 和 IL-6 等增高。关节局部炎性细胞浸润,释放炎性因子;体内自身抗体形成及补体活化,自身抗体与抗原形成免疫复合物沉积于组织而出现病理改变,如滑膜增生和软骨破坏等。

3.临床表现

JIA 的临床表现复杂,个体差异较大,与成人 RA 患者的临床特点也有所不同。根据病程最初 6 个月内的临床表现与受累关节数目将 JIA 分为 3 个类型。

(1)多关节型:多关节型特点为慢性对称性多发性关节炎,受累关节达 5 个或 5 个以上,女孩发病多于男孩。此型发病急或起病隐匿。临床表现以关节症状最为明显,一般大关节如膝、腕、肘和踝关节等先受累,常为对称性出现关节肿胀、触痛,活动受限及局部皮肤发热,但一般不发红,亦可表现为不对称性的关节炎。腕关节背部肿胀是 JIA 最早的体征之一。年幼儿童常不会主诉关节痛,而表现出不愿下地或走路，并对关节采取保护性姿势，不让触碰。

随着病情进展，或迟或早终会逐渐累及小关节，受累的手小关节表现与成人RA无明显不同，主要表现为近端指间关节的梭形肿胀。晚期长期慢性炎症，手部肌肉萎缩，肌群间力量失去平衡，手指“尺侧偏移”，手“鹅颈”畸形等有时亦可见到。侵犯到足部跖趾关节时，患儿因疼痛不能行走，严重时可出现跖趾外翻。

此型患儿脊柱的骨突关节炎很常见。多关节型中约有1/2患儿的颈椎受累，累及颈椎时可致颈部疼痛，僵硬及活动受限，头不能旋转，部分病例可有第1、2颈椎半脱位。累及颞颌关节时表现咀嚼疼痛，张口困难，如果是4岁以前发病且病情迁延不愈的患儿，后期由于下颌发育受限可出现小颌畸形。

本型的全身症状轻，也远不如全身型起病急和持久。低热、乏力、食欲缺乏、体重下降及生长发育迟缓常可存在。体检时亦可发现轻度肝大、脾大及淋巴结肿大。慢性虹膜睫状体炎仅发生在不到5%的患儿。

根据血清类风湿因子存在与否，可将本型患儿分为两类。①类风湿因子阳性：多见于儿童后期发病，关节症状严重，早期即有关节破坏现象，最终1/2以上病例发生关节强直变形，影响关节功能。本类儿童可伴有类风湿结节。②类风湿因子阴性：任何年龄均可发病，关节症状较轻，10%～15%的病例发生关节强直变形。类风湿结节少见。

(2)少关节型：本型患儿在发病初期6个月内受累关节数为4个或4个以内，多发部位为膝、踝等大关节，常为非对称性。少关节型中有1/3～1/2的患儿只以单关节炎起病，其中75%为膝关节炎，从未发现髋关节炎。

我国将此型分为两组，少关节Ⅰ型和少关节Ⅱ型。①少关节型Ⅰ型女孩多见，多在3～5岁。有反复发作的慢性关节炎，但不严重，较少发生关节畸形和功能障碍。约20%的此型患儿可发展为多关节炎。本型的特点为有20%～30%的患儿在起病10年内发生慢性虹膜睫状体炎。虹膜睫状体炎早期常无症状，需用眼科裂隙灯检查才能发现，可以是单侧或双侧受累。若未及早发现并治疗，后期虹膜后位粘连，可继发白内障和青光眼，导致永久性视力障碍，甚至失明。本型患儿可有轻微全身症状如低热、乏力、贫血和轻度肝大、脾大及淋巴结肿大。②少关节Ⅱ型男孩多见，好发年龄在8岁以后，常有少关节型关节炎，AS或赖特综合征的家族史。

关节病变常限于下肢大关节，如膝、踝及髋关节，偶可出现一过性腕、肘关节炎。患儿常有足跟疼痛，跟腱炎或足底筋膜附着处炎症。约75%患者HLA-B27阳性。部分患者有自限性急性虹膜睫状体炎，但很少造成视力障碍。

(3)全身型(Still病):有些JIA患儿在起病时表现为严重的全身症状,为发展成明显关节炎的前兆,而关节炎可能与全身症状同时出现,亦可能数周、数月甚至数年后才出现。这里应强调所谓JIA全身型描述的是疾病起病时的特征,而不是其他两型在后来病程中可能出现的临床表现。

本型起病的标志是弛张型高热伴有一过性充血性皮疹。所谓弛张热,即1天内1～2次骤然出现的尖峰型高热,体温达39 ℃以上,持续数小时后自行降至基线体温。高热可发生在一天中的任何时间,特征性的JIA是发生在傍晚,夜间或清晨。高热时可伴畏寒及全身中毒症状,如乏力、食欲缺乏、肌肉和关节痛等,热退后嬉笑自如,无明显痛苦表现。发热持续数周至数月,自然缓解后常复发。Still病皮疹呈现充血性粉红色斑疹,亦可表现为荨麻疹样皮疹,但不痒。皮疹分布于躯干、四肢近端及受压区域。摩擦,搔抓,热敷或热水浴,精神压力等可诱发淡红色皮疹,称为同形反应,对本病诊断有参考价值。Still病皮疹的特征:①多于高热时出现,随体温的升降而出现和隐退;②皮疹的易消失性,某一特征部位的皮疹持续时间短,若不仔细检查容易漏诊。

全身型JIA多伴有明显的内脏器官受累,如肝大、脾大和淋巴结肿大,心包炎、胸膜炎及其他浆膜炎症。可以表现为肝炎、肝大,但肝功能仅轻度异常,尚未发现表现为进展性肝病者。约1/4患儿脾大,尤以病初第1年明显。患儿的脾大可十分明显,但与成人费尔蒂综合征不同,并不伴有血液学异常。常有全身淋巴结肿大,尤以颈部、腋下及肱骨内上髁部多见。肿大的淋巴结呈对称分布,边界清楚,无压痛。肠系膜淋巴结肿大时可出现腹痛。淋巴结活检示反应性增生或慢性非特异性炎症。

(二)检验诊断

临床上JIA尚缺乏特异性的生化、免疫或组织学等实验室检查,目前主要根据临床表现对本病做出诊断。但实验室检查的某些指标如类风湿因子、HLA、抗核抗体和关节滑膜液检查等对本病的诊断和分型具有较大的辅助作用。

1.HLA-B27

少关节Ⅱ型JIA患儿的HLA-B27常阳性。该病最终有脊柱关节炎者90% HLA-B27阳性,仅累及除脊柱外的其他关节炎者60% HLA-B27阳性。因此,HLA-B27对JIA的诊断、鉴别、疾病分型和预后判断等具有重要意义。另外,迟发的JIA与HLA-B27阳性亦有关。

2.HLA-DR4

HLA-DR4也与幼年特发性关节炎相关,对JIA的预后估计有重要意义。

HLA-DR4 尤其 HLA-DW4、HLA-DW14 亚型与 IgM 型类风湿因子阳性的多关节型 JIA 相关，且 HLA-DR4 与以后是否发生重型关节炎有关。另外，HLA-DR4 与迟发的 JIA 有关。

3.抗核抗体

本病抗核抗体总的阳性率为 40%，滴度往往<1∶256，多为均质型或颗粒型。抗核抗体阳性率在各型 JIA 明显不同，其中全身型阳性率为 5%～10%，类风湿因子阳性多关节型为 75%，类风湿因子阴性多关节型为 25%，少关节Ⅰ型>60%。其中以少关节炎Ⅰ型阳性率高，但与疾病预后无关。另外，总的抗核抗体检测在临床诊断与鉴别中是一个极为重要的筛选试验，抗核抗体阳性者行进一步检测各亚类抗核抗体对明确诊断、评估临床分型、病情观察、预后及治疗都具有重要意义。

4.类风湿因子

类风湿因子在本病总体上阳性率比较低，只有部分多关节炎型中为阳性，而且类风湿因子阳性是多关节型分类的诊断标准之一。因此，类风湿因子的检查对 JIA 疾病的鉴别诊断、疾病分型、治疗和预后判断有重要意义。另外，用酶联免疫吸附试验检测类风湿因子 IgM、IgA 分型对多关节型 JIA 也有诊断意义。

5.关节滑液检查

JIA 关节滑膜液变化情况为外观混浊，白细胞计数可达(5～80)$\times 10^9$/L，以中性粒细胞为主；蛋白水平升高，糖水平减低，细菌培养为无菌生长。而这样的结果并非化脓性感染，没有全身或局部应用抗生素的指征。

6.血常规检查

JIA 活动期有轻度至中度低色素贫血及白细胞计数升高，核左移，血小板计数增高，这些现象主要见于全身型，甚至表现为中毒颗粒类白血病反应，血小板计数可高达 1 000$\times 10^9$/L。

7.红细胞沉降率

JIA 患者红细胞沉降率常明显增快，且与疾病活动程度有关。值得注意的是，红细胞沉降率作为一个非特异的急性时相指标，受很多生理、病理及其他因素的影响。

8.C 反应蛋白

JIA 患者 C 反应蛋白常阳性，且与疾病活动程度有关。

9.免疫球蛋白

在 JIA 活动期，患者各种免疫球蛋白 IgG、IgM、IgA 增高，严重者可伴明显高丙种球蛋白血症。

10.尿常规检查

JIA 患儿伴有肾损害时,可检测到血尿和(或)蛋白尿等肾小球肾炎的表现。病情严重的 JIA 患儿发生蛋白尿有可能是肾淀粉样变的早期信号。

11.补体

JIA 患儿补体可升高。

二、风湿性多肌痛

(一)疾病概述

1.定义

风湿性多肌痛(polymyalgia rheumatica,PMR)是一种常发生于老年人的炎症性风湿性疾病,典型的临床表现以双侧对称性的肩胛带或骨盆带肌肉疼痛,晨僵,炎症标志物的升高,以及对小剂量激素的敏感反应为特征。常伴有低热、乏力、倦怠、体重下降等全身症状。部分患者伴发 GCA。

2.病因和发病机制

PMR 的病因与发病机制至今未明确,大多数学者认为是多因素的,一般为良性过程。有研究发现,PMR 与 HLA-DR4 相关,提示遗传易感染可能是本病的发病原因之一,且本病几乎均在 50 岁以上女性发病为多,提示本病与内分泌激素变化存在一定相关性。近年来,对 GCA 合并 PMR 的患者研究中发现,Treg 和 Th1 细胞表达水平明显下降,而 Th17 细胞表达水平明显升高,提示 $CD161^+$、$CD4^+$ T 淋巴细胞分化为 Th1 和 Th17 细胞在发病机制中起重要的作用。

3.临床表现

(1)全身症状:患者常诉不适、全身酸痛、乏力、消瘦、体重下降等。发热一般为低热为主,偶可达高热,并可出现盗汗。起病方式可为突然起病,亦可隐袭起病,缓慢进展。

(2)典型症状:PMR 以对称性的近端肌肉和关节的疼痛、酸痛及晨僵为特征,以颈肌、肩肌及骨盆带的肌肉僵痛为主,一般具有明显的对称性,也可单侧或局限于某一肌群。大多数患者以肩胛带起病,逐渐累及其他部位,轻型及早期病例,清晨起床后 1～2 小时后症状即可消失,以后只有静止一段时间后再复发,通常不适之感逐渐加重,影响患者日常活动;严重者不能起床,翻身,上肢不能抬举,下肢上下楼梯明显受限等。因上述症状长期存在且较重而影响日常活动者,可出现肌肉挛缩，关节主动和被动运动困难。

四肢近端及颞部肌肉及肌腱附着点亦可受累及，出现关节炎。关节痛多见于肩、膝、腕及胸锁关节。但明显的关节炎少见且多为一过性轻度或中度滑膜炎。PMR很少引起典型关节旁骨质疏松和侵蚀，这与RA患者的受累关节部位及严重程度不尽相同。

(二)检验诊断

PMR是一个临床综合征，其最突出的实验室检查异常是红细胞沉降率增快(常>40 mm/h)，C反应蛋白升高，但类风湿因子、抗核抗体、血清补体和血清肌酶活性均正常。

1.红细胞沉降率

红细胞沉降率常增快(40～50 mm/h)，在PMR疾病活动时红细胞沉降率常增高，监测PMR患者治疗前后红细胞沉降率水平的变化，是判断疗效和病情缓解的重要指标。

2.C反应蛋白

C反应蛋白作为一个急性时相反应蛋白，PMR疾病活动时C反应蛋白常增高，病情缓解时恢复正常。C反应蛋白的监测可作为判断疗效的客观指标。

3.肌酸激酶和谷草转氨酶

PMR患者血清肌酸激酶和谷草转氨酶正常，但多发性肌炎可明显增高。检测血清肌酸激酶和谷草转氨酶可与多发性肌炎相鉴别。

4.类风湿因子

PMR患者类风湿因子阴性，但RA患者类风湿因子常阳性。检测类风湿因子可与老年起病的RA相鉴别。

5.其他

PMR患者抗核抗体和血清补体均正常。

第六章

临床感染性疾病的检验应用

第一节　病毒感染性疾病

一、流行性感冒

(一)疾病概述

1.定义

流行性感冒简称流感，是由流感病毒引起的一种传染性强、流行面广、发病率高、传播很快的急性呼吸道传染病。以起病急、发热、头痛、全身酸痛、疲乏等全身中毒症状显著，咳嗽、流鼻涕及咽痛等呼吸道症状轻微为特征。流感病毒分甲型、乙型和丙型，以甲型威胁最大。

2.病因和发病机制

流感病毒属正黏病毒科，分甲、乙、丙 3 型，呈球形或丝状，直径 80～120 nm。3 型病毒具有相似的生化和生物学特征。病毒由 3 层构成，内层为病毒核衣壳，含核蛋白(nucleoprotein,NP)、P 蛋白和 RNA。NP 是可溶性抗原(S 抗原)，具有型特异性，抗原性稳定。P 蛋白可能是 RNA 转录和复制所需的多聚酶。中层为病毒囊膜，由一层类脂体和一层膜蛋白(membrane protein,MP)构成，MP 抗原性稳定，也具有型特异性。外层为两种不同糖蛋白构成的辐射状突起，即血凝素(hemagglutinin,H)和神经氨酸酶(neuraminidase,N)。H 能引起红细胞凝集，是病毒吸附于敏感细胞表面的工具，N 则能水解黏液蛋白，水解细胞表面受体特异性糖蛋白末端的 N-乙酰神经氨酸，是病毒复制完成后脱离细胞表面的工具。H 和 N 均有变异特性，故只有株特异的抗原性，其抗体具有保护作用。

根据 NP 抗原性，将流感病毒分为甲、乙、丙 3 型。按 H 和 N 抗原不同，同型病毒又分若干亚型。流感病毒的抗原性变异就是指 H 和 N 抗原结构的改变，主要是 H 抗原发生变异。在亚型内部经常发生小变异称为抗原漂移。甲型流感病毒的抗原变异较快，2～3 年可发生一次，乙型流感病毒的抗原变异很慢。大的抗原变异出现的亚型称抗原转变，H 和(或)N 都发生了大的变异，由此而产生新的亚型，可引起世界性大流行。变异的病毒株称为变种。甲型流感病毒大约每隔十几年发生一次大变异。乙型流感病毒间同样有大变异与小变异，但未划分成亚型转变。丙型流感病毒尚未发现抗原变异。流感病毒不耐热、酸和乙醚，对甲醛、乙醇与紫外线等均敏感。

带有流感病毒颗粒的飞沫被吸入呼吸道后，病毒的神经氨酸酶破坏神经氨酸，使黏蛋白水解，糖蛋白受体暴露。甲、乙型流感病毒通过血凝素结合上皮细胞含有唾液酸受体的细胞表面启动感染。流感病毒通过细胞内吞作用进入细胞。在病毒包膜上含有 M_2 多肽的离子通道在胞内体中被酸性 pH 激活，使核衣壳蛋白释放到细胞质(脱壳)。核衣壳蛋白被转运到宿主细胞核，病毒基因组在细胞核内进行转录和复制。病毒核蛋白在细胞质合成后，进入胞核和病毒 RNA 结合形成核壳体，并输出到细胞质。病毒膜蛋白经完整加工修饰后，嵌入细胞膜内。核壳体与嵌有病毒特异性膜蛋白的细胞膜紧密结合，以出芽方式释放子代病毒颗粒(芽生)。N 清除病毒与细胞膜之间以及呼吸道黏液中的唾液酸，以便于病毒颗粒能到达其他的上皮细胞。最后，宿主的蛋白酶将血凝素水解，使病毒颗粒获得感染性。

流感病毒成功感染少数细胞后，复制出大量新的子代病毒颗粒，这些病毒颗粒通过呼吸道黏膜扩散并感染其他细胞。病理变化主要表现为呼吸道纤毛上皮细胞呈簇状脱落、上皮细胞的化生、固有层黏膜细胞的充血、水肿伴单核细胞浸润等病理变化。致命的流感病毒性肺炎病例中，病理改变以出血、严重气管支气管炎症和肺炎为主，其特点是支气管和细支气管细胞广泛坏死，伴随有纤毛上皮细胞脱落、纤维蛋白渗出、炎症细胞浸润、透明膜形成、肺泡和支气管上皮细胞充血、间质性水肿、单核细胞浸润的病理改变。后期改变还包括弥漫性肺泡损伤，淋巴性肺泡炎，化生性的上皮细胞再生，甚至是组织广泛的纤维化。严重者会因为继发细菌感染引起肺炎，多为弥漫性肺炎，也有局限性肺炎。流感死亡病例中常伴随其他器官病变，尸体解剖发现，1/3 以上病例出现脑组织弥漫性充血、水肿以及心肌细胞肿胀、间质出血，淋巴细胞浸润、坏死等炎症反应。

3.临床表现

流感潜伏期最短数小时，最长 4 天，平均 1～3 小时。各型流感病毒所致症状，虽有轻重不同，但表现基本相同。

(1)单纯型流感：最常见。突然起病，高热，体温可达 39～40 ℃，可有畏寒、寒战，多伴头痛、全身肌肉关节酸痛、极度乏力、食欲减退等全身症状，常有咽喉痛、干咳，可有鼻塞、流涕、胸骨后不适等。颜面潮红，眼结膜外眦轻度充血。如无并发症呈自限性过程，多于发病 3～4 天后体温逐渐消退，全身症状好转，但咳嗽、体力恢复常需 1～2 周。轻症者如普通感冒，症状轻，2～3 天可恢复。

(2)中毒型流感：极少见。表现为高热、休克及 DIC 等严重症状，病死率高。

(3)胃肠型流感：除发热外，以呕吐、腹泻为显著特点，儿童多于成人。2～3 天即可恢复。

人群出现流感样症状后，以下人群较易发展为重症病例，应给予高度重视。①妊娠期妇女；②伴有以下疾病或状况者：慢性呼吸系统疾病、心血管系统疾病(高血压除外)、肾病、肝病、血液系统疾病、神经系统及神经肌肉疾病、代谢及内分泌系统疾病、免疫功能抑制(包括应用免疫抑制剂或人类免疫缺陷病毒感染等致免疫功能低下)及集体生活于养老院或其他慢性病疗养机构的被看护人员、19 岁以下长期服用阿司匹林者；③肥胖者；④年龄＜5 岁的儿童；⑤年龄≥65 岁的老年人。

(二)检验诊断

1.外周血检查

外周血白细胞计数常减少，淋巴细胞百分比相对增多，嗜酸性粒细胞常消失。合并细菌感染时，白细胞计数和中性粒细胞百分比增高。

2.病毒抗原的直接检查

(1)直接检查呼吸道脱落上皮细胞内抗原：由于流感病毒的主要感染部位是在呼吸道上皮细胞，因此在患者呼吸道标本的脱落细胞中含有流感病毒抗原，通过直接检查脱落上皮细胞内抗原即可诊断。检查方法可采用免疫荧光法，一般于 3～4 小时内即可完成，而且可以直接定型。

儿童患者标本最好采用负压抽吸法收集呼吸道分泌物，成人标本最好采用鼻咽洗液。可将每份标本分为双份，一份低温冻存备作病毒分离，一份用 pH 为 7.2 的磷酸缓冲盐溶液，将黏液吹打散，1 500 rpm 离心 15 分钟去除上清液，沉淀物用磷酸缓冲盐溶液洗 1～2 次，滴加于玻片上，干燥后冷丙酮固定。分别加入适当稀释度的抗甲型和乙型流感型特异性单克隆抗体，置湿盒中于 37 ℃放置 1 小时。洗涤后加适当稀释度的兔抗鼠荧光素结合物，置 37 ℃1 小时。洗涤后于荧光显微镜下观察结果，观察到 3 个以上细胞质内或胞核内荧光阳性细胞即可判为阳性。

(2)标本经敏感细胞增殖1代后查抗原:患者呼吸道标本经接种敏感细胞(犬肾传代细胞)增殖1～3天后,将细胞消化分散制成抗原片,再用免疫荧光法或免疫酶染法检查细胞内抗原。由于标本中的病毒在敏感细胞增殖后查抗原,能明显提高其诊断的敏感性,可在细胞病变出现以前查到抗原,可以直接定型,而且比常规鸡胚分离病毒法要快得多,一般24～72小时即可诊断。检查方法可采用间接免疫酶染法或间接免疫荧光法。于倒置显微镜下观察到棕红色深染细胞。以观察到"+"以上深染细胞判为阳性;有时可观察到单个深染细胞被无色或淡红色细胞所包围,而正常对照细胞呈无色或淡红色,亦可判为阳性。

3.病毒的分离鉴定

(1)标本的收集和处理:标本收集时间应于发病早期(1～3天内),越早越好。儿童患者的标本采集常用棉拭子擦抹法,采集时将灭菌棉拭子用无菌的标本收集液(pH为7.2～7.6,含20%～40%灭菌肉汤的生理盐水或Hanks液、生理盐水)蘸湿,在患者咽部反复擦拭数次,取出后将棉拭子放入装有上述收集液的无菌试管中塞上棉塞。成人患者的标本采集常用咽喉洗漱法,采集时先让患者咳嗽,然后用10 mL左右的收集液反复洗漱咽喉部约1分钟,吐入管内。如有条件,儿童标本用负压抽吸法抽取鼻咽分泌物,成人标本用鼻咽洗液,可提高分离的阳性率。标本采集后置冰壶中尽快送实验室。

(2)标本的处理:用吸管反复吹打标本液(如为咽拭子标本,先反复挤压咽拭子后弃之),将黏液打散,于4 ℃静置5～10分钟,待自然沉淀后取3 mL上清液,按每毫升加青霉素1 000 U和链霉素1 000 μg,混匀置4 ℃处理2～4小时即可接种。如标本污染较重,可置4 ℃过夜处理。如预计标本在48小时内不能完成接种时,应将标本置−70 ℃保存。

(3)接种及培养法:常用鸡胚培养法和组织培养法。①鸡胚培养法:取9～11天龄鸡胚,将处理过的标本0.2 mL接种羊膜腔和尿囊腔,每份标本接种3～4只鸡胚,置33～35 ℃温箱培养3天,然后将鸡胚放置4 ℃冰箱过夜,分别收获尿液和羊水,并作初步血液凝集试验估计病毒数量,如血凝试验结果为"+++"～"++++"时,再按系列倍比稀释测定其血凝滴度,如具有一定血凝滴度即可鉴定。如血凝阴性,可盲传2代,如仍为阴性则弃之。②组织培养法:取0.2 mL处理过的标本接种于原代人胚肾或犬肾传代细胞,每份标本接种4管,培养7～10天,逐天观察细胞病变。从第3天开始每隔1天用0.4%鸡或豚鼠红细胞对培养管做红细胞吸附试验,如阳性则测定上清液的血凝滴度。如阴性则用已收获的上清液盲目传代2代，仍为阴性则弃之。

(4)新分离株的鉴定：新分离流感病毒可用血凝抑制、补体结合、中和抗体以及血细胞吸附抑制等试验方法进行鉴定。最常用和最简单的方法是血凝抑制试验，必要时采用补体结合试验。

4.血清学诊断

(1)血凝抑制试验：于发病3天内采取急性期血清保存，于发病后2～4周采取恢复期血清，同时检测患者的双份血清中是否存在能抑制当前流行的流感病毒代表株的血液凝集现象的抗体，以恢复期血清抗体滴度较急性期抗体滴度升高≥4倍为阳性，用于回顾性诊断具有确诊意义。

(2)型特异性补体结合试验：甲、乙、丙型流感病毒均具有型特异的核蛋白抗原。当流感病毒出现很大的变异或出现新亚型而引起大流行时，由于来不及分离病毒株和充分掌握新病毒株的性状，常需同时采用补体结合试验和血凝抑制试验对新病毒株进行血清学诊断。结果判定：被检病毒抗原与甲型(或乙型)流感病毒免疫血清呈阳性反应则可诊断为甲型(或乙型)流感病毒；双份血清的抗体对甲型(或乙型)抗原有≥4倍升高，即可诊断为甲型(或乙型)流感病毒感染。均为阴性时，应考虑丙型流感病毒或其他病毒。正常人群补体结合抗体滴度一般≤1∶16，如单份恢复期血清抗体滴度≥1∶32时，结合临床症状可作为诊断的参考。

(3)N抑制试验：流感病毒的包膜上具有N，经抗体结合后失去酶活性。N抑制试验是用一定稀释度的流感病毒尿囊液作为标准剂量的抗原和系列稀释的被检血清和正常血清一起孵育，测定血清抑制N活性的效价。

在流行季节，一个单位或地区出现大量上呼吸道感染患者或医院门诊、急诊上呼吸道感染患者明显增加，临床表现起病急，全身毒血症症状为主而呼吸道症状相对较轻时，可作出临床诊断；确诊需病原学或血清学检查。

二、艾滋病

(一)疾病概述

1.定义

艾滋病是获得性免疫缺陷综合征(acquired immune deficiency syndrome，AIDS)的简称，是由人类免疫缺陷病毒(human immunodeficiency virus，HIV)所引起的慢性传染病。病毒主要侵犯和破坏 $CD4^{+}$ T淋巴细胞，造成人体细胞免疫严重缺陷，最后并发各种严重的机会性感染和肿瘤，导致死亡。本病尽管已经有各种药物可以选择，但是目前尚无特别有效的治疗方法，已成为当今世界最受关注的公共卫生问题之一。

2.病因和发病机制

HIV 主要侵犯人体的免疫系统，包括 $CD4^+$ T 淋巴细胞、巨噬细胞和树突细胞等。主要表现为 $CD4^+$ T 淋巴细胞数量不断减少、功能障碍以及异常免疫激活等，最终导致人体细胞免疫功能缺陷，引起各种机会性感染和肿瘤的发生。

病毒进入人体后，5 天左右在外周血中可以检测到病毒成分。继而引起病毒血症，可广泛侵犯淋巴系统及 T 细胞。受感染的 T 淋巴细胞表面可出现 gp120 表达，并与其他未感染的 T 淋巴细胞发生融合，细胞膜通透性增加，发生溶解坏死。机体还可通过 $CD8^+$ 细胞毒性 T 淋巴细胞及抗体依赖性补体介导的细胞毒作用破坏靶细胞，使 $CD4^+$ T 淋巴细胞被减少。由于 $CD4^+$ T 淋巴细胞具有重要的免疫调节功能，$CD4^+$ T 淋巴细胞破坏，导致细胞免疫缺陷。HIV 对其他免疫细胞也有程度不等的损伤，最终引起全面的免疫功能受损。单核巨噬细胞也可受到 HIV 的侵袭，成为病毒贮存场所，并可携带病毒进入中枢神经系统，引起神经系统病变。HIV 感染除可直接导致细胞病变外，还可诱导抗淋巴细胞抗体的产生，也可引起针对宿主的主要组织相容性复合体Ⅱ类抗原的免疫病理反应，从而导致免疫调节紊乱和功能的异常。由于患者免疫功能缺陷，因而易发生各种机会性感染以及多种恶性肿瘤如卡波西肉瘤、淋巴瘤等。

人体感染 HIV 后，机体可出现各种免疫应答，包括中和抗体的产生、细胞毒性 T 淋巴细胞及抗体依赖性补体介导的细胞毒作用等，能够抑制病毒复制，但不能完全清除病毒。数年后机体不能控制 HIV 复制，发展成为 AIDS，其机制目前尚未阐明。

3.临床表现

本病潜伏期较长，通常为 2～10 年。HIV 侵入人体后分为 4 期。

(1)急性期：通常发生在初次感染 HIV 后 2～4 周，部分感染者可出现一过性类似传染性单核细胞增多症或流感样症状，表现为发热、全身不适、厌食、恶心、头痛、咽痛、关节痛、皮疹和淋巴结肿大等。血小板可减少，CD4/CD8 比值下降或倒置。一般持续 1～3 周后自行好转，呈自限性。本期血中可检出 HIV-RNA 及 p24 抗原，但 HIV 抗体阴性。

(2)无症状期：可由急性期进入此期，或无明显的急性期症状而直接进入此期。无临床症状，但血中能检出 HIV-RNA 以及 HIV 核心蛋白和包膜蛋白的抗体，具有传染性。本期相当于是 AIDS 的潜伏期，一般可持续 2～10 年或更长。

(3)全身持续淋巴结肿大期：主要表现为持续性(>3 个月)淋巴结肿大，除腹股沟淋巴结以外，全身其他部位两处或两处以上淋巴结肿大。肿大淋巴结直径在 1 cm 以上，质韧，无压痛，无粘连。部分患者 1 年后肿大的淋巴结可逐渐消退，或再次肿大。病理活检为反应性淋巴结增生。本期血中可检出 HIV-RNA、p24 抗原、HIV 抗体阳性。

(4)AIDS 期：本期患者的免疫功能严重破坏，患者外周血液 $CD4^+$ T 淋巴细胞计数明显下降，多为 $<0.2\times10^9$/L。多系统多器官受累，临床表现多种多样。①全身性症状：无特异性，表现为持续性不规则发热、持续性全身性淋巴结肿大、持续性慢性腹泻或慢性咳嗽等，伴明显乏力、盗汗、消瘦等症状。可有肝、脾大。②神经系统症状：出现头痛、记忆力减退、痴呆、下肢瘫痪等。③各种机会性病原体感染：包括耶氏肺孢子菌、结核分枝杆菌、隐孢子虫、弓形虫、真菌、巨细胞病毒、疱疹病毒等局部或全身性感染。其中前 3 种感染是导致 AIDS 死亡的主要原因，特别是结核已成为最常见的机会性感染之一。④继发肿瘤：如卡波西肉瘤、淋巴瘤等。⑤其他疾病：如慢性淋巴性间质性肺炎、自身免疫性血小板减少性紫癜等。

(二)检验诊断

1.抗体检查

常用方法有酶联免疫吸附试验和蛋白印迹法测定血清抗体。

(1)HIV 抗体初筛检查：多数 HIV 感染者在病毒进入身体的 3 个月内血清抗体转阳，酶联免疫吸附试验测定血清抗体敏感性好、操作简便，但有一定的假阳性，故目前用于初筛检查。初筛阳性者应进行重复检查，并重新采血进行确诊试验。

(2)确诊试验：因为初筛实验存在假阳性，所以必须对初筛试验阳性患者血清进行确诊试验。通常采用蛋白印迹法将由 HIV 的 *env* 基因表达的 gp160、gp120 和 gp41 等表面糖蛋白，*pol* 基因表达的 p65、p51 和 p32 蛋白以及由 *gag* 基因表达的 p55、p24 和 p18 蛋白通过电泳分离后固定在一条硝酸纤维膜上，加入待检血清后，观察血清中抗体有无与相应抗原产生反应。

2.HIV 抗原检测

用酶联免疫吸附试验测定血清中的 p24 抗原，操作简便能帮助判断病毒的复制水平，对“窗口期”感染者的早期确诊有帮助意义，可用于血清抗体出现前 HIV 感染的诊断，特别是高危人群的早期诊断。还可以用于血清抗体阳性的母亲的新生儿的感染诊断，以及对先天性免疫缺陷综合征患者感染 HIV 的诊断。

也可用于抗病毒疗效的评价，但不如 HIV-RNA 测定可靠。

3.HIV 定量检测

HIV 定量检测包括血浆或淋巴细胞中病毒培养定量测定、血浆病毒 RNA 定量检测和淋巴细胞内病毒 cDNA 定量检测，但最常用的方法是血浆病毒 RNA 定量检测（又称血浆病毒载量），该法敏感、准确。

(1)病毒培养定量测定：从正常人血液中分离白细胞，用植物血凝素刺激培养。用于接种 HIV 的分离培养，以 p24 抗原阳性为病毒增殖标志，一般在 2 周内可获阳性结果，敏感性为 90%，但对无症状者阳性率低。目前主要用于病毒的研究，不适合临床常规诊断。

(2)血浆病毒 RNA 定量检测：可用逆转录 PCR 技术测定*gag*、*pol* 基因。最近支链 DNA 技术也被广泛关注，利用固定在固相载体上的探针捕获病毒 RNA，标记探针杂交后通过信号扩增进行检测。由于使用了多达 40 种探针所以可以检出不同亚型。由于 HIV 的 RNA 在血清中不稳定，所以需要及时处理，最好使用 EDTA 抗凝血作为检测标本，可以获得最高的病毒 RNA 含量。

血浆中 HIV-RNA 的水平与 $CD4^+$ 细胞的数量及病程进展相关。在感染早期血浆中病毒拷贝数维持在每毫升 10 000 个以下可降低感染者发展为 AIDS 的危险性，若在血清阳转的 6 个月内血浆中病毒拷贝数超过每毫升 100 000 个，发展成 AIDS 的可能性较低拷贝数的感染者高 10 倍。在较晚期的感染者血浆中病毒的拷贝数似乎与病情进展无关，较低拷贝也不能阻止 AIDS 的发生。

血浆中 HIV-RNA 的水平与淋巴组织中的病毒数相关，因此可以监控抗病毒治疗的效果。此外，p24 抗原的测定也可评估抗病毒效果。

4.免疫功能检测

目前临床上最常用的方法是用流式细胞仪检测 T 淋巴细胞亚群，该法方便、准确。HIV 感染后，外周血 $CD4^+$ T 淋巴细胞数进行性减少，$CD4^+/CD8^+$ 比例进行性降低。$CD8^+$ T 淋巴细胞数在 HIV 感染的早期增多，AIDS 期也减少。测定 $CD4^+$ 和 $CD8^+$ 淋巴细胞亚群，能进一步判断病情和预后。

HIV 携带者和 AIDS 患者通常会出现 $CD4^+$ T 淋巴细胞数量和功能的异常改变，因而测定 T 淋巴细胞、B 淋巴细胞和 NK 细胞亚群有助于判断患者的免疫功能及治疗观察与预后评估。当 $CD4^+$ 淋巴细胞的数量 $<0.2\times10^9/L$，预计 80% 的感染者在 4 年内发展成 AIDS；$CD4^+$ 淋巴细胞的数量为 $(0.2\sim0.4)\times10^9/L$ 时，有 40%～50%发展成 AIDS。

每种淋巴细胞均表达特定的标志分子（CD 分子），借助这些 CD 分子荧光标记的特异性单克隆抗体和流式细胞仪可以准确地检测出各种淋巴细胞亚群的比例。结合血液学常规检测的白细胞计数和淋巴细胞百分率,即可得出淋巴细胞中各亚群的计数。与流式细胞仪检测的淋巴细胞各亚群的百分率相乘,即为各亚群的计数值。通过与正常参考值比较,分析受检者的T淋巴细胞、B淋巴细胞和NK细胞亚群的水平(包括百分比和计数值)。

第二节 细菌感染性疾病

一、猩红热

(一)疾病概述

1.定义

猩红热为产红疹毒素A组β型溶血性链球菌引起的急性呼吸道感染疾病。其临床特征为发热、咽峡炎、草莓舌、全身弥漫性红疹、疹后脱皮。如果本菌经为外科伤口感染引起发热、猩红热皮疹称外科猩红热,经产道感染引起发热、猩红热皮疹则称为产科猩红热。少数患者于病后1～5周出现变态反应性风湿病及急性肾小球肾炎。

2.病因和发病机制

A组β型溶血性链球菌感染后引起3种病变。

(1)感染性病变:细菌侵入咽部后黏附于咽部黏膜,其M蛋白能抵抗机体白细胞的吞噬作用,可在局部增生并导致化脓性炎症反应,使咽部和扁桃体红肿,表面有脓性渗出物,并可有溃疡形成。细菌可由局部经淋巴间隙进入附近组织,引起扁桃体周围脓肿、鼻窦炎、中耳炎、乳突炎、颈部淋巴结炎、蜂窝织炎等,少数重症患者细菌可侵入血流,出现败血症及迁移性脓肿病灶。

(2)中毒性病变:链球菌产生的红疹毒素自局部进入血液循环后,引起发热、头痛、皮疹等全身中毒症状。黏膜充血,有时呈点状出血,形成黏膜疹。皮肤充血、水肿、上皮细胞增生、白细胞浸润,以毛囊周围最为明显,形成典型的猩红热样皮疹,最后表皮死亡脱落而引起脱皮。肝、脾、淋巴结等有不同程度的单核细胞浸润、充血及脂肪变性。心肌混浊肿胀和变性,严重者有坏死。肾脏呈间质性炎症。偶见中枢神经系统有营养不良变化。

(3)变态反应性病变:部分患者在感染后2～4周时出现心、肾、滑膜组织等处的非化脓性炎症,如风湿病、肾小球肾炎等。其原因可能为链球菌某些型与被感染者心肌、肾小球基膜或关节滑囊的抗原相似,当产生特异性免疫后引起交叉免疫反应。

3.临床表现

本病潜伏期1～7天,一般2～5天。主要表现为发热、咽痛、弥漫性红疹及恢复期脱皮。典型经过可分3期。

(1)前驱期:起病急,畏寒、发热,体温可升到39～40 ℃,全身不适伴咳嗽、咽痛、头痛、食欲减退、恶心呕吐、咽充血、扁桃体红肿,扁桃体窝处可有点片状脓性分泌物,甚至可形成大片伪膜,但较松软易拭去。软腭充血水肿,并可有米粒大的红色斑疹或出血点,即黏膜疹。颌下及颈淋巴结肿痛。

(2)出疹期:多数自起病第24～36小时出现,偶有迟至第5天出疹。典型的皮疹为在全身皮肤充血发红的基础上散布着针帽大小,密集而均匀的点状充血性红疹,手压全部消退,去压后复现。中毒重者可有出血皮疹,患者常感瘙痒。在皮肤皱褶处如腋窝、肘窝、腹股沟部可见皮疹密集,常因压迫摩擦而引起皮下出血,形成紫红色线条,称为帕氏线。面部充血潮红,可有少量点疹,口鼻周围相形之下显得苍白,称口周苍白圈。病初舌被白苔,乳头红肿突出于白苔之上,以舌尖及边缘处为显著,称为草莓舌。2～3天后白苔开始脱落,舌面光滑呈肉红色并可有浅表破裂,乳头仍突起,称杨梅舌。皮疹一般在48小时内达到高峰,2～4天可完全消失。重症者可持续5～7天甚至更久。

(3)恢复期:体温消退,中毒症状消失,皮疹隐退。退疹后一周内开始脱皮,脱皮部位的先后顺序与出疹的顺序一致。脱皮的程度与皮疹轻重程度有关。皮疹少而轻者脱皮呈糠屑状,皮疹重者可呈大片状脱皮,手足可呈手套状或袜套状脱皮。脱皮持续2～4周,严重者可有暂时性脱发。

(二)检验诊断

1.一般检查

血常规检查可见白细胞计数增加,中性粒细胞增加达80%以上,严重患者细胞质中可见中毒颗粒。出疹后嗜酸性粒细胞增多占5%～10%。尿常规检查一般无明显异常,如果发生肾脏变态反应并发症,则可出现蛋白尿、红细胞、白细胞及管型。

2.细菌学检查

在抗生素使用前采集咽拭子、伤口分泌物等标本做细菌学培养。将标本划线接种血琼脂平板进行分离培养。观察菌落形态及溶血现象，形成灰白色、透明或不透明、表面光滑、有乳光、直径 0.50～0.75 mm，圆形突起的小菌落，菌落周围形成 2～4 mm 宽、界限分明、完全透明的溶血环。进一步涂片行革兰染色，证实为革兰阳性球菌，呈圆形或卵圆形，直径 0.5～1.0 μm，链状排列，长短不一。分纯后进一步鉴定。A 群链球菌 95%以上菌株对杆菌肽(每张纸片含 0.04 U)敏感，即抑菌环在 10 mm 以上。

血清学分群鉴定试验的原理是用亚硝酸抽提待鉴定链球菌群特异性抗原，然后与包被在乳胶颗粒的各群特异性抗体反应，出现凝集者为阳性。

3.抗体检测

人体感染 A 群链球菌后，血清中可出现多种抗体。抗 M 蛋白抗体于感染数周至数月内可在患者血清中测出。

4.皮肤转白试验

皮肤转白试验呈阳性。

5.多价红疹毒素试验

多价红疹毒素试验在发病早期呈阳性，恢复期呈阴性。

二、细菌性痢疾

(一)疾病概述

1.定义

细菌性痢疾是由志贺菌引起的肠道传染病。病变主要累及结肠，特别是乙状结肠和直肠，表现为灶性溃疡性化脓性炎症性改变，少见肠穿孔。临床表现有腹痛、腹泻、里急后重和黏液脓血便，常伴有发热及全身毒血症症状，严重者可有感染性休克和(或)中毒性脑病。少数患者病情迁延不愈成为慢性或可反复发作。

2.病因和发病机制

研究认为志贺菌致病力较强，对胃酸有较强的耐受性。当细菌进入消化道，很容易通过胃酸屏障到达结肠，但其致病必须具备有黏附、侵袭和产生毒素的能力。细菌可能借助光滑型脂多糖中的 O 抗原黏附于结肠黏膜上皮细胞膜的顶端表面。该抗原是细菌与细胞相互作用的作用因子，是具有毒力的标志。细菌再通过其侵袭力，直接侵入上皮细胞，经基膜进入肠固有层，并在其内生长繁殖、裂解后能释放内毒素。侵袭力是志贺菌的主要致病因素。内毒素可以引起毒血症导致发热，强烈的内毒素还是中毒型痢疾的致病因子。内毒素激活人体交感-肾上腺髓质系统、补体系统、激肽系统、凝血与纤溶系统等，产生各种生物活性物质，引起急性微循环障碍和血管内皮的损伤，进一步引起 DIC、感染性休克和(或)中毒性脑病，最终导致重要脏器功能衰竭。中毒性痢疾往往无明显的腹痛、腹泻等肠道症状。

志贺菌还可产生志贺毒素，是一种外毒素，具有神经毒素、细胞毒素和肠毒素作用，可引起更严重的临床表现。目前证明，不仅 A 群能产生志贺毒素，B 群和 D 群中的一些血清型菌株也能产生志贺毒素。其细胞毒素可引起肠黏膜细胞坏死，可能与病初的水样腹泻及神经系统症状有关。

3.临床表现

细菌性痢疾潜伏期为数小时至 7 天，一般为 1～3 天。临床表现轻重不一，以轻型多见。根据临床过程分为急性与慢性细菌性痢疾，后者病程超过 2 个月以上。急性细菌性痢疾按病情轻重又分为普通型、轻型及中毒型细菌性痢疾。

(1)普通型：起病急，常以发热为首发症状，体温波动在 38～39 ℃，伴其他毒血症症状；随之阵发性、痉挛性腹痛，恶心、呕吐、腹泻，排黏液脓血便，次多量少，伴里急后重感。查体可有左下腹部压痛及肠鸣音亢进。自然病程 1～2 周。

(2)轻型：多无毒血症症状或轻微。胃肠道症状轻，急性腹泻，每天少于 10 次，大便含少量黏液，可无脓血，无里急后重感或较轻。易被误诊或漏诊。病程多为 3～7 天。粪便培养分离到志贺菌可确诊。

(3)中毒型：学龄前尤其是平时体质好的儿童多见。起病急骤，以畏寒、寒战、高热、休克或意识障碍为主要症状，体温迅速升高至 40 ℃或以上，而胃肠道症状不明显或出现较晚。按其主要临床表现又可分为休克型、脑型和混合型。本型病情凶险，病死率高。粪便培养分离到志贺菌可确诊。

慢性细菌性痢疾根据临床表现特点可分为慢性迁延型、急性发作型和慢性隐匿型。细菌性痢疾主要并发症为中毒性肝炎、中毒性心肌炎及反应性关节炎等。

(二)检验诊断

1.外周血检查

急性细菌性痢疾患者外周血白细胞计数和中性粒细胞百分比多增加，有时可见核左移。慢性细菌性痢疾常有轻度贫血。

2.粪便常规

粪便常规可见较多白细胞或成堆脓细胞，少量红细胞和巨噬细胞。血水样便者红细胞可满视野。

3.细菌学检查

检出志贺菌即可确诊为细菌性痢疾。应取早期、新鲜、含黏液脓血的粪便（勿与尿液混合）或肛拭子，多次送检，可提高检出阳性率。如未能及时接种，可将粪便按 1∶10 比例与 30%甘油缓冲盐水混合，或卡-布运送培养基送检。取脓血黏液便或肛拭标本接种革兰氏阴性菌增菌液后再行分离培养，也可将标本直接进行分离培养。通常同时接种强、弱 2 种选择性培养基。亦可用对志贺菌分离效果较好的木糖-赖氨酸-去氧胆酸盐培养基。

4.毒力试验

毒力试验可用豚鼠结膜试验。取该菌 19～20 小时固体培养物，用生理盐水制成菌悬液，接种于豚鼠一侧眼睛的结膜上，另一侧则用大肠埃希菌对照。48 小时后观察结果，如试验侧出现角膜结膜炎而对照侧无变化即为阳性，证实该菌为有毒力的志贺菌株。

5.快速病原学检查

（1）直接凝集：将粪便标本与志贺菌抗血清混匀，在光镜下观察有无凝集现象。

（2）免疫荧光菌球法：将粪便标本接种于有荧光素标记的志贺菌免疫血清的液体培养基中，35 ℃培养 4～8 小时。若标本中有相应型别的志贺菌存在，与荧光抗体凝集成球，在荧光显微镜下可被检出。

（3）协同凝集试验：志贺菌 IgG 抗体与金黄色葡萄球菌 Cowan Ⅰ株结合成试剂，用以检测标本中有无志贺菌的可溶性抗原。与粪便或增菌液做玻片凝集，立即出现明显凝集者为阳性。

（4）乳胶凝集试验：用志贺菌抗血清致敏胶乳，与粪便中的志贺菌凝集。

6.分子生物学鉴定

志贺毒素主要由 A 群志贺菌产生的一种重要的致病毒力因子，与中毒性腹泻、出血性肠炎和溶血性尿毒综合征等严重并发症的发生密切相关。

（1）PCR 法：通过检测志贺毒素基因来检测 A 群志贺菌Ⅰ型、Ⅱ型。主要是将基因探针和抗体技术相结合检测志贺毒素基因，该方法的灵敏度和特异性均较高，但需制备基因探针并同特异性抗体连接，且易导致假阳性结果。

（2）基因芯片技术：将基因芯片技术应用于志贺菌和致病性大肠埃希菌的血清分型，可以检测 15 个血清型。

（3）通过菌株的同源性分析进行菌株的检测：质粒图谱分析、核糖体分型、脉冲场凝胶电泳分型和扩增多态性分型等技术都可以用于志贺菌的检测。

第三节　真菌感染性疾病

一、念珠菌病

（一）疾病概述

1.定义

念珠菌病是指念珠菌属所致的急性、亚急性或慢性感染，常累及皮肤、黏膜，亦可累及内脏和各系统器官，是目前发病率最高的深部真菌病。

2.病因和发病机制

念珠菌感染的发生是病原体、宿主、环境等多种因素相互作用的结果。

（1）病原体因素：念珠菌体借助细胞壁最外层黏附素等结构黏附在宿主的上皮细胞表面，菌体产生芽管，进入细胞内，芽管延长形成菌丝，进一步扩散。同时产生多种酶类（如水解酶、磷脂酶、蛋白酶等）、毒素等，促进病原菌的黏附、侵袭，使细胞变性、坏死，血管通透性增高，导致组织器官损伤，念珠菌可激发补体系统和抗原抗体，释放多种因子和炎症介质，产生特异性免疫反应和迟发型超敏反应。

（2）宿主因素。①宿主防御功能减退：a.局部防御屏障受损，如创伤、烧伤、手术、介入性操作等造成皮肤、黏膜屏障损伤，使病原体易于入侵；b.免疫系统功能缺陷，如先天性免疫系统发育障碍或后天性破坏（放射治疗、细胞毒性药物、免疫抑制剂、HIV感染等）。②医疗操作：如各种手术、留置动静脉穿刺导管、胃管、导尿管、内镜检查、机械通气、介入治疗等。③抗菌药物广泛应用：广谱抗菌药物可抑制人体内正常菌群，有利于念珠菌定植，同时抑制对抗菌药物敏感的菌株，造成念珠菌大量繁殖。

3.临床表现

念珠菌感染无性别差别，可累及任何年龄组，可侵犯人体所有组织和器官。累及多系统或多脏器者称播散性念珠菌病。

(二)检验诊断

1.病原学诊断

所有患者的确诊必须有真菌培养阳性的结果。可采集分泌物、痰、粪、尿、血或 CSF 等标本。标本直接镜检发现大量菌丝和成群芽生孢子有诊断意义。如只见芽生孢子,特别是在痰或阴道分泌物中可能属于正常带菌。无临床意义。菌丝的存在表示念珠菌处于致病状态。

(1)直接显微镜检查:取标本直接涂片、革兰染色,镜下可见革兰染色阳性、着色不均匀的圆形或卵圆形菌体以及芽生孢子和假菌丝,这是念珠菌感染诊断的重要依据。

(2)分离培养:将标本接种在沙氏培养基上,29 ℃或 35 ℃培养 1～4 天后,培养基表面可出现酵母型菌落。念珠菌的共同特征是芽生孢子和假菌丝,酵母型菌落。鉴定白色念珠菌除必须具备以上特征外还应有体外血清中形成芽管,玉米粉培养基中产生厚膜孢子,在含 TZC 的培养基中生长不使培养基变色。另外,根据念珠菌对糖类的发酵和同化能力的不同可以进行种间鉴别。

目前临床用商品化的显色培养基可快速鉴定白色念珠菌和其他念珠菌。其原理是念珠菌可通过其自身特殊的酶和培养基里的底物作用产生明显的菌落颜色,结合菌落的形态,可以互相区别。培养基主要成分为蛋白胨、产色混合物、琼脂和抗生素,产色混合物主要提供酶的分解底物。将念珠菌接种于显色培养基上,30 ℃培养 48～72 小时,根据菌落颜色即可鉴别。

在进行白色念珠菌和热带念珠菌鉴定时,应结合临床情况进行判断,从无菌部位如血液或 CSF 中分离出常提示肯定的感染,但对来自脓痰或尿的标本应谨慎解释结果,单靠一次培养阳性往往不能确定诊断,需重复 3 次以上,以保证检测的准确性。

2.血清学诊断

(1)白色念珠菌芽管特异性抗体:白色念珠菌产生的抗原物质存在于芽管壁表面,已分离数十种,与部分念珠菌有交叉反应,可用于深部念珠菌感染的诊断,尚未进入临床应用。

(2)甘露聚糖:是目前研究最为广泛的一种抗原,它对热稳定,广泛存在于真菌细胞壁中,是真菌细胞壁的重要组成成分,由于甘露聚糖广泛存在于各真菌细胞中,导致此检测方法特异性很低,限制了它的临床应用。其在深部念珠菌感染过程中释放进入血液。免疫功能正常时可及时清除,一般检测不到。但免疫功能低下时可使体液中浓度升高。已有商品化试剂。甘露聚糖抗原在血液中存留时间短,易迅速从血中清除。建议重复检测,至少每周一次。同时检测 α 和 β-甘露聚糖抗原可提高敏感性,单独为 69%,联合为 85%。

(3)β-葡聚糖:β-葡聚糖是真菌细胞壁成分,占50%以上,其他微生物、动物及人的细胞中不含该成分,主要用于念珠菌和曲霉菌感染诊断。葡聚糖可特异性激活鲎变形细胞裂解物中的因子,引起裂解物凝固,故称G试验。诊断念珠菌感染的敏感性为84.4%~100.0%,特异性为88%。在使用纤维素膜进行血液透析,标本或患者暴露于纱布或其他含有葡聚糖的材料,静脉输注免疫球蛋白、清蛋白、凝血因子或血液制品、链球菌血症等情况时G试验可出现假阳性。使用多糖类抗癌药物、放化疗造成的黏膜损伤导致食物中的葡聚糖或定植的念珠菌经胃肠道进入血液等也可能造成假阳性。

(4)烯醇化酶:细胞质抗原,早期称念珠菌48 000抗原,是糖酵解所必需的胞内酶,广泛存在于念珠菌细胞中,只有在深部白念珠菌感染时才大量释放烯醇化酶,而寄生在浅表部位的白色念珠菌一般不会释放该酶。敏感性64%~85%,特异性96%~100%。

(5)念珠菌热不稳定抗原:抗原性质和功能尚不清楚可用于早期诊断深部念珠菌病的快速、有效的方法,可用于决定进行抗真菌治疗的时间。类风湿因子可引起假阳性。由于对该抗原认识不足,影响了在临床的进一步应用。

(6)*D*-阿拉伯醇:是真菌的代谢产物,念珠菌感染后血或尿中升高。

3.核酸检测

通过PCR扩增念珠菌特异性DNA片段后用分子探针检测,具有较好的敏感性和特异性。

4.动物实验

将念珠菌悬液1 mL注射于家兔耳静脉或0.2 mL注射于小白鼠尾静脉,观察5~7天,注意动物是否死亡。剖检时如发现脏器有多种小脓肿,即为白念珠菌感染,其他念珠菌对动物无致病性。

根据患者有无宿主高危因素、临床表现、病原学依据,可分为确诊病例、拟诊病例和疑似病例。非黏膜组织穿刺或活检标本组织病理学或细胞病理学检出白色念珠菌假菌丝或真菌丝,或使用无菌方法从正常无菌部位或影像学和临床诊断有感染的部位获得标本念珠菌培养阳性,即为确诊病例。有宿主高危因素、临床特征性表现,同时有真菌学诊断依据者,为拟诊病例。仅有宿主高危因素、临床特征性表现,但无真菌学诊断依据者,为疑似病例。

二、曲霉病

(一)疾病概述

1.定义

曲霉病是由各种曲霉引起的一系列疾病的总称,包括感染性和非感染性,可侵犯皮肤、黏膜、肺、脑、眼、耳等各部位，以肺和鼻窦最常见。因患者免疫状态不同而表现为不同临床症状。免疫功能正常者，以非侵袭性曲霉病为主，而免疫功能低下者，以侵袭性曲霉病为主。

2.病因和发病机制

曲霉感染的发病取决于真菌的致病力和机体免疫状态。曲霉致病因子包括曲霉结构物质、毒素、代谢产物、抑制免疫的成分等。曲霉的细胞壁中含有大量的多糖成分，其中半乳甘露聚糖与孢子表面疏水蛋白可介导曲霉与上皮细胞的黏附，β-葡聚糖可被宿主细胞识别，激活活化蛋白-1，触发宿主炎症反应；曲霉孢子产生的色素利于孢子在外界环境中生长，可抵抗紫外线、氧自由基。曲霉可产生多种毒素，其中最主要和最强大的是胶霉毒素，可非特异性地抑制机体的免疫反应。曲霉产生的弹性蛋白酶具有溶解胶原蛋白、弹性蛋白的作用，与真菌侵入深部组织有关。曲霉活性氧代谢酶可拮抗宿主免疫细胞和巨噬细胞对曲霉的损伤。

3.临床表现

(1)肺曲霉病：可发生于任何年龄、性别和种族，尤以农民、园艺工人、免疫力低下人群多见。可分为侵袭性和非侵袭性病变。

(2)鼻窦曲霉病：最常侵犯上颌窦和筛窦，偶可累及额窦和蝶窦。包括非侵袭性和侵袭性两种类型。

(3)脑曲霉病：主要由鼻-鼻窦曲霉感染直接蔓延所致，或由肺曲霉病血行播散所致，少数由颅脑外伤或手术直接入侵所致。可表现为脑膜炎、脑炎、脑脓肿、肉芽肿等。临床主要表现为头痛、癫痫、偏瘫、意识障碍、感觉异常。因常侵犯血管，引起血管栓塞、血供部位缺血及坏死，可表现为出血性脑梗死和脑脓肿。

(4)眼曲霉病：曲霉性角膜炎由外伤或手术感染所致，表现为角膜深溃疡或表浅结节、前房积脓，常有局部疼痛、畏光、流泪、视力障碍，甚至失明。曲霉性内眼炎可发生于吸毒者、心内膜炎和器官移植者，也可继发于眼外伤、眼部手术、血行播散。患者有眼痛、视力受损、虹膜睫状体炎或玻璃体炎、视网膜充血或脓肿、前房积脓。眼眶曲霉病由鼻窦感染扩散所致，表现为眼眶痛、突眼、视力障碍。

(5)曲霉性心肌炎：曲霉性心内膜炎好发于心脏手术及静脉吸毒者，最易侵犯主动脉瓣和二尖瓣。临床表现类似于细菌性心内膜炎，可急性或隐匿起病，常有发热、消瘦、疲劳、食欲缺乏，体检可发现心脏杂音和脾大。可引起脑动脉等栓塞。曲霉性心肌炎好发于播散性曲霉感染者，表现为心肌梗死、心律不齐。曲霉性心包炎常由血行播散、肺部曲霉感染扩散及心肌曲霉播散所致，表现为心脏压塞症状。

(6)曲霉性骨炎:多由肺部曲霉损害侵犯所致,最常累及肋骨和脊柱。椎骨曲霉感染类似于结核感染,表现为发热、疼痛和受累部位触痛,可侵犯周围软组织、胸膜,形成椎旁脓肿。

(7)皮肤曲霉病:经血行播散或直接感染所致。皮损初为红色至紫色、硬结性斑块,迅速进展为覆盖黑色焦痂的坏死性溃疡。

(8)耳曲霉病:多为曲霉腐生性感染,表现为外耳道瘙痒、疼痛,听力下降,外耳道流脓。耳镜检查发现耳道水肿、红斑、结痂。

(9)播散性曲霉病:好发于免疫功能低下患者,主要由肺部病灶入侵血流,或经烧伤创面、消化道病灶、破损皮肤黏膜入侵血流,继而播散至全身各器官。

(二)检验诊断

1.病原学诊断

曲霉是实验室常见的污染菌,必须反复涂片或培养,多次阳性且为同一菌种才有诊断价值。

(1)直接显微镜检查:标本用氢氧化钾涂片,镜检可见分枝有隔菌丝,有时可见分生孢子梗、顶囊及小梗。若为有性期感染,可见到闭囊壳。

(2)分离培养:接种沙化葡萄糖琼脂,25 ℃或 37 ℃培养,观察菌落特征,尤其是颜色的变化。曲霉的鉴定主要依据菌落质地、颜色,显微镜检查所见。

2.血清学诊断

(1)抗体检测:常用免疫扩散、对流免疫电泳、酶联免疫吸附试验、生物素-亲和素酶联免疫吸附测定、放射免疫测定及间接免疫荧光法等检测患者血清中抗曲霉抗体。菌丝和培养滤液可做酶联免疫吸附试验抗原。

(2)抗原检测:用竞争性酶联免疫吸附试验测定患者血清中曲霉抗原,简单快速。应用比较广泛的是半乳甘露聚糖试验和 G 试验。半乳甘露聚糖是真菌曲菌属的细胞壁组成成分的之一,随着真菌的成长会释放到外界中。体内循环中半乳甘露聚糖检测较临床症状和影像学异常出现前数天表达阳性,其灵敏度和特异度均可在 80%以上。检测人类血液中是否有半乳甘露聚糖已经被用在诊断曲霉病之中。可以作为筛选指标之一,其连续检测,有助于早期诊断曲霉感染并及时用药。β-葡聚糖(G 试验)诊断曲霉感染的敏感性可达 100%。

3.皮肤试验

对变应性支气管肺炎患者可用曲霉抗原提取液作皮肤试验。

4.PCR

PCR 包括二步法、巢式和实时 PCR 技术，虽然灵敏度高，但容易污染，其临床诊断价值有待进一步研究。

第四节　螺旋体感染性疾病

一、钩端螺旋体病

(一)疾病概述

1.定义

钩端螺旋体病是由致病性钩端螺旋体引起的一种人畜共患的自然疫源性疾病。鼠类和猪是主要的传染源。临床表现复杂多样，起病急，严重者可引起黄疸、出血、多脏器功能衰竭，不及时治疗可引起死亡。

2.病因和发病机制

钩端螺旋体病的病因和发病机制尚未完全阐明。通常认为钩端螺旋体难于穿过完整的皮肤，但以其特有的螺旋状运动方式，易透过皮肤微小破损处和黏膜侵入人体，经血管和淋巴管进入血液繁殖，并释放毒素，产生轻重不一的全身毒血症症状和发热。钩端螺旋体随血流进一步侵犯各组织器官，尤其是肝、肺、肾和中枢神经系统，引起全身毛细血管损害，和不同程度的靶器官功能紊乱，而分为不同的临床类型。部分患者在恢复期，由于机体对钩端螺旋体产生的迟发变态反应，可出现后发症。

钩端螺旋体病的临床类型及病情严重程度，与感染钩端螺旋体的数量、毒力、菌群和人体的免疫力有关。钩端螺旋体本身可能并无直接的致病作用，引起组织器官损伤的机制可能是钩端螺旋体毒素与器官组织间相互反应的结果，但至今尚未肯定。国内外研究发现，钩端螺旋体结构组分的差别与其致病力有关。

3.临床表现

钩端螺旋体病的潜伏期为 2～30 天，平均 10 天。临床表现轻重不一，典型者可分为 3 期。

(1)早期(钩端螺旋体血症期)：起病后 1～3 天，起病急，表现发热、头痛、全身乏力以及眼结膜充血、腓肠肌疼痛、淋巴结肿痛等。发热多呈稽留型，部分患者呈弛张热型，体温 39 ℃以上。发病早期眼结膜就充血，但无分泌物、疼痛或畏光感，充血在热退后仍持续存在。腓肠肌压痛在发病第 1 天即可出现，重者痛如刀割。淋巴结肿痛以腹股沟淋巴结多见，其次是腋窝淋巴群，一般为黄豆或蚕豆大小，质软，有压痛，但不化脓。

(2)中期(脏器损伤期)：起病第 3 天后，部分患者出现脏器受累的表现。①流感伤寒型：约占钩端螺旋体病病例的 90%以上，无明显器官损伤症状。②肺出血型：在临床上可分为肺普通出血型与肺弥漫性出血型，后者临床病情危重，迅速出现呼吸、循环衰竭，是近年来无黄疸型钩端螺旋体病引起死亡的常见原因，多见于未注射过钩端螺旋体疫苗的青少年、孕妇，且病后又未休息好或就诊前未用过有效的抗菌药物等。③黄疸出血型：在病程第 4～8 天，体温开始下降时出现进行性黄疸、出血和肾功能损害，肾衰竭是本型患者死亡的主要原因。④脑膜脑炎型：在早期的钩端螺旋体血症期后可出现脑膜刺激症状，不同程度的意识障碍，重症可有昏迷、抽搐、脑疝及呼吸衰竭等。CSF 检查时有压力增高，蛋白质增加，白细胞计数一般在 0.5×10^9/L 以内，以淋巴细胞为主，糖正常或略有下降，氯化物多正常。CSF 分离出钩端螺旋体的阳性率较高。在钩端螺旋体病的病程发展过程中，各型间不能截然划分，各型的主要症状可相互演变或同时存在。

(3)恢复期：多数患者热退后获得痊愈，不留后遗症。少数在病后 2 周至 6 个月内再次发热，出现眼或脑部的症状，称后发症。再次发热通常在 38 ℃左右，不伴有钩端螺旋体血症，多自行消退。眼或脑部的症状主要以眼葡萄膜炎、虹膜睫状体炎、脉络膜炎、脑膜脑炎和闭塞性脑动脉炎为临床特点，多见于波摩那群钩端螺旋体感染后。

(二)检验诊断

传统的检验诊断主要是显微镜凝集试验、培养或血清抗体测定等诊断方法。

1.常规检查

外周血白细胞计数和中性粒细胞百分比轻度增高或正常。黄疸出血型常增高，白细胞计数常$>20\times10^9$/L。约 70%患者有轻度蛋白尿，可见红、白细胞及管型。红细胞沉降率通常增快。

2.暗视野镜检法

病原体检查第 1 周取血液，有脑膜炎者取 CSF；第 2 周取尿。差速离心后收集菌液，做暗视野检查或用 Fontana 镀银法染色镜检，或甲苯胺蓝染色后镜检，可查见典型钩端螺旋体，但阳性率较低，做荧光抗体检查，特异性与敏感性均高。

自然疫水中可直接取被污染的水，差速离心去杂物，高速离心取沉淀物，在暗视野显微镜下直接观察，可见明亮、透明、纤细、两端弯曲成钩状的钩端螺旋体。钩端螺旋体以长轴为中心，作扭转运动。由于标本或污染水源中常存在有非致病性钩端螺旋体，钩端螺旋体血清型别又多，镜检发现螺旋体需进一步鉴定。

3.分离培养

将标本接种到 Korthof 培养基，pH 为 7.2～7.4，加入 10%的灭活兔血清，28 ℃下培养 2～4 周，每隔 1 周暗视野显微镜检查 1 次。钩端螺旋体生长缓慢，在暗视野显微镜下，一个月内能观察到钩端螺旋体，说明标本阳性；继续观察一个半月左右，还不能培养出钩端螺旋体，说明标本阴性。阳性标本还须继续用血清学方法鉴别其群和型。阳性率为 30%～50%。在培养过程中，必须无菌操作以免杂菌污染，影响培养结果。

4.动物实验法

应用体重 120～200 g 的幼龄豚鼠或金黄地鼠，将患者的血液、CSF、尿液或病理组织等标本注入腹腔，饲养观察。一般 3～5 天内发病，取心脏血和腹腔液镜检、培养。此法适合于检测有杂菌污染的标本，可分离培养出较纯的致病性钩端螺旋体，阳性率 70%以上。

5.免疫学检查

取早、晚双份血清，分别查抗原、抗体。

(1)显微镜凝集试验：是世界卫生组织当前所使用的标准参照方法，以活标准型别钩端螺旋体作抗原，与不同稀释度的患者血清反应，37 ℃下作用 2 小时，暗视野观察。如血中有特异性抗体，则在暗视野下可见形如小蜘蛛样的凝集团，称显微镜凝集试验。一次凝集滴度达到或超过 1∶400，或早、晚期双份血清滴度递增4 倍以上可确诊。病后 1 周出现，15～20 天达高峰，可持续多年，故多用于流行病学调查。该试验用于血清学检查，特异性和灵敏性都比较高。但必须经常传代以保存一套不同型别的标准菌株作抗原。

(2)补体结合试验：测定属特异性抗体。滴度 1∶20 有诊断价值。本法不能分型，但抗体在病后 2～3 天即可查出，可协助早期诊断。

(3)间接凝集试验：测定属特异性抗体。可用钩端螺旋体抗原致敏绵羊红细胞、炭末、乳胶等载体进行凝集试验。近年用钩端螺旋体抗体致敏乳胶进行反向乳凝试验，于病初 3 天内可查出钩端螺旋体抗原，3～5 分钟出结果，简便、快速、敏感，有早期诊断价值。

(4)玻片凝集试验：检测速度快，操作方法简易成本费用低廉，且试验条件要求也很低。该法是取一定量的灭活抗体和患者血清在玻片、平板或纸片上混合，一段时间后就可用肉眼检查凝集反应。其作为早期诊断的方法更敏感。微囊凝集试验的基本原理与血凝法相似，不同的是用微囊代替红细胞作载体。敏感性较高。

(5)纤维素膜渍片法：是最近发展的一种方法，该方法是用一张含钩端螺旋体广谱反应原浸渍的热稳定的纤维素片，和一张不含反应原的对照纤维素片，目的是检测人类钩端螺旋体特异性 IgM 抗体。检测的血清群、型较广，灵敏度在70%～80%，特异性更高，但是当钩端螺旋体抗体水平较低时，灵敏度比较低。对于钩端螺旋体病的诊断和快速筛查具有实用价值。

其次，有酶联免疫吸附试验、荧光抗体测定、反向血凝、红细胞凝集试验等。

6.快速 PCR 检测法

PCR 检测的关键是从致病钩端螺旋体中选择一段保守核苷酸序列作为引物，保证经 PCR 循环扩增出的 DNA 属于致病性钩端螺旋体的 DNA。用已知非致病性钩端螺旋体和其他类型的细菌对照，没有扩增带。

二、回归热

(一)疾病概述

1.定义

回归热是由回归热疏螺旋体经虫媒传播引起的一种急性传染病。根据传播媒介不同，可分为虱传回归热(流行性回归热)和蜱传回归热(地方性回归热)两种类型。临床特点是阵发性高热伴全身疼痛，肝大、脾大，严重者可出现黄疸与出血现象。发热期与间歇期交替出现。

2.病因和发病机制

疏螺旋体经皮肤、黏膜侵入人体后，进入血液循环大量繁殖，释放大量代谢产物包括内毒素样物质，引起发热和全身毒血症症状。回归热的发作和间歇与疏螺旋体的增殖、体表抗原变异及机体的免疫反应有关。当病原体在机体内繁殖时，机体产生以 IgM 与 IgG 为主的特异性抗体，可激活补体及单核巨噬细胞将疏螺旋体大量溶解杀灭，临床进入间歇期。少数未被消灭的疏螺旋体隐匿在脑、肝、脾及骨髓中，通过体表抗原变异成为对原抗体有抵抗力的变异株，逃避机体的免疫清除，经繁殖后再次侵入血液循环导致临床症状复发引起第二次发热(回归)，但病情有所减轻。变异抗原又引起新的免疫应答，如此反复，直至机体产生足够免疫力，最终消灭疏螺旋体。疏螺旋体产生的毒素及其代谢产物可损伤毛细血管内皮细胞、血小板及红细胞，导致贫血、出血及黄疸，严重者可发生 DIC。

3.临床表现

虱传回归热的潜伏期为 7～8 天。蜱传回归热潜伏期为 4～9 天。部分虱传回归热有 1～2 天的前驱症状如头昏、乏力等。起病急骤，畏寒、寒战、高热，体温达 40 ℃以上，伴有全身毒血症症状。头痛、腓肠肌疼痛明显。部分有鼻、牙龈、皮肤和消化道出血现象。严重者可有黄疸、意识障碍和抽搐等。半数以上患者有肝大、脾大。虱传回归热易侵入脑组织，引起脑膜炎等。初次发病高热可持续 6～7 天，多呈稽留热，然后体温骤降伴以大汗，进入间歇期，此时患者感觉虚弱，但其他临床表现好转或消失。平均间歇约 9 天后体温再次升高，病情复发，数日后又进入间歇期。如此发作数次后，发热期渐缩短，而间歇期渐延长，直至痊愈。很少有后遗症。

蜱传回归热发病前，叮咬局部有皮疹，初为斑丘疹，中央有出血或小水疱，有痒感，稍痛，伴局部淋巴结肿大，到发病时则仅有局部色素沉着。其临床表现与虱传回归热相似，但较轻。

(二)检验诊断

多数患者外周血白细胞计数增高，可达(1.5～2.0)$\times 10^{10}$/L，中性粒细胞百分比增加。蜱传回归热外周血白细胞计数可在正常范围。多次发作后可有贫血。血小板及出凝血时间大多正常，但重症者可有异常。血清谷丙转氨酶常升高，血清胆红素可增高。尿中有少量蛋白、管型及红、白细胞。CSF 压力稍增，蛋白及淋巴细胞轻度增加。

发热期取血液或骨髓涂片，暗视野检查可发现运动活泼的疏螺旋体。用吉姆萨染色镜检疏螺旋体长度约为红细胞直径的 2～4 倍，螺旋稀疏不规则。用厚血片或离心浓缩后检查，可提高检出率。

未能查到疏螺旋体时可行小白鼠腹腔接种，1～3 天后尾静脉采血检查可见疏螺旋体。由于回归热疏螺旋体的抗原经常发生变异，使血清学检查不能实现。有条件时可用血凝抑制试验、间接免疫荧光等方法检测血清特异性抗体。此外，虱传型患者血清可有 OX 凝集反应阳性，但滴度不高。

根据流行病学资料如发病季节、地区和个人的卫生习惯，有无生虱或被蜱叮咬等，结合特征性临床表现如热型呈回归热型及有黄疸、肝大、脾大、头痛等，结合血液、尿液和 CSF 中查到疏螺旋体，可确诊为回归热。

回归热需与疟疾、伤寒、流感、钩端螺旋体病、肾综合征出血热以及败血症等进行鉴别。

参考文献

[1] 徐克前.临床生物化学检验[M].北京:人民卫生出版社,2023.
[2] 贾天军,李永军,徐霞.临床免疫学检验技术[M].武汉:华中科技大学出版社,2021.
[3] 马春玲,胡荣,宇芙蓉.免疫学检验技术[M].北京:高等教育出版社,2023.
[4] 孙祎敏,张其霞.药品微生物检验技术 第2版[M].北京:中国医药科技出版社,2022.
[5] 马双林,侯敬侠,张秀丽,等.医学检验与临床应用[M].青岛:中国海洋大学出版社,2023.
[6] 邓松岳,王翀.药品检验基础知识[M].郑州:郑州大学出版社,2022.
[7] 刘军.现代检验医学与临床[M].西安:西安交通大学出版社,2023.
[8] 李玉云,欧阳丹明.临床血液学检验技术实验指导[M].武汉:华中科技大学出版社,2022.
[9] 冯佩青.医学检验实用技术与应用[M].青岛:中国海洋大学出版社,2023.
[10] 唐恒锋.实用检验医学与疾病诊断[M].开封:河南大学出版社,2021.
[11] 尹峰.现代检验医学[M].上海:上海交通大学出版社,2023.
[12] 胡嘉波,朱雪明,许文荣.临床基础检验学[M].北京:科学出版社,2022.
[13] 褚美芬.医学检验报告单解读[M].北京:高等教育出版社,2023.
[14] 高海燕,刘亚波,吕成芳,等.血液病临床检验诊断[M].北京:中国医药科技出版社,2021.
[15] 龚道元,孙晓春,曾涛.临床输血检验技术[M].北京:人民卫生出版社,2020.
[16] 朱光泽.实用检验新技术[M].北京:中国纺织出版社,2021.
[17] 闫存玲,李贵星,程歆琦.检验与临床思维案例 内分泌疾病[M].北京:科学

出版社,2023.

[18] 韩瑞,张红艳.临床生物化学检验技术[M].武汉:华中科技大学出版社,2021.

[19] 斗章.现代医学检验技术与疾病诊断[M].北京:中国纺织出版社,2023.

[20] 马小星.医学检验技术与应用[M].汕头:汕头大学出版社,2022.

[21] 邓新立.血液与体液检验质量管理[M].北京:科学出版社,2023.

[22] 孙艳霞,韩东,曲柳静,等.现代医学检验技术进展[M].青岛:中国海洋大学出版社,2021.

[23] 梁颖,焦豪妍.药物检验技术[M].北京:化学工业出版社,2023.

[24] 王瑶.现代临床医学检验诊断[M].北京:中国纺织出版社,2020.

[25] 雷国善.检验检测基础知识[M].郑州:黄河水利出版社,2023.

[26] 陈敬霞,聂海玲,任玉宝.现代临床检验医学[M].武汉:湖北科学技术出版社,2022.

[27] 王江南.临床检验基础实训教程[M].北京:北京大学医学出版社,2023.

[28] 付玉荣,张玉妥.临床微生物学检验技术实验指导[M].武汉:华中科技大学出版社,2021.

[29] 李文昱.临床医学检验技术与应用[M].武汉:湖北科学技术出版社,2022.

[30] 卢洪洲,徐和平,冯长海.医学真菌检验与图解 第2版[M].上海:上海科学技术出版社,2023.

[31] 黄丽,王磊,吴亚琴,等.血小板活化因子和 $ABCD^3$-Ⅰ评分预测老年短暂性脑缺血发作后进展为脑梗死的价值[J].中华老年心脑血管病杂志,2023,25(4):399-403.

[32] 金玉新,刘琳,韩颖,等.碘131对老年甲状腺功能亢进患者甲状腺功能及骨密度的影响[J].中国老年学杂志,2023,43(22):5507-5509.

[33] 曾德菲,邢孔玉,李闰梅,等.肾功能联合BNP及血清白蛋白对老年心力衰竭患者并发Ⅰ型心肾综合征的预测作用[J].中国老年学杂志,2023,43(2):262-265.

[34] 王庆丰,顾艳红,周春娟,等.BD FACSPresto快速CD4细胞计数仪与流式细胞仪CD4细胞检测结果比较分析[J].中国艾滋病性病,2023,29(7):819-820.

[35] 杨炳琨,张炜,王巧,等.神经肽功能与检测方法的研究进展[J].中国药学杂志,2023,58(3):213-221.